河南省护理学会组织编写

健康中国·跟我学护理·全媒体科普丛书

总主编 宋葆云 孙 花

U0325474

# 消化助力更健康

主编 张红梅
申丽香

郑州大学出版社

·郑 州·

图书在版编目(CIP)数据

消化助力更健康 / 张红梅,申丽香主编. — 郑州:
郑州大学出版社,2020.12
（健康中国·跟我学护理·全媒体科普丛书 / 宋葆云,
孙花总主编）
ISBN 978-7-5645-7205-1

Ⅰ. ①消… Ⅱ. ①张…②申… Ⅲ. ①消化系统疾病 -
防治 Ⅳ. ①R57

中国版本图书馆 CIP 数据核字(2020)第 155012 号

**消化助力更健康**
XIAOHUA ZHULI GENG JIANKANG

| | | | |
|---|---|---|---|
| 策划编辑 | 李龙传 | 封面设计 | 曾耀东 |
| 责任编辑 | 薛 晗 | 版式设计 | 曾耀东 |
| 责任校对 | 陈文静 | 责任监制 | 凌 青 李瑞卿 |

| | | | |
|---|---|---|---|
| 出版发行 | 郑州大学出版社有限公司 | 地 址 | 郑州市大学路 40 号(450052) |
| 出 版 人 | 孙保营 | 网 址 | http://www.zzup.cn |
| 经 销 | 全国新华书店 | 发行电话 | 0371-66966070 |
| 印 刷 | 河南文华印务有限公司印制 | | |
| 开 本 | 710 mm×1 010 mm 1 / 16 | | |
| 印 张 | 16 | 字 数 | 245 千字 |
| 版 次 | 2020 年 12 月第 1 版 | 印 次 | 2020 年 12 月第 1 次印刷 |

| | | | |
|---|---|---|---|
| 书 号 | ISBN 978-7-5645-7205-1 | 定 价 | 49.00 元 |

本书如有印装质量问题,请与本社联系调换。

健康中国·跟我学护理·全媒体科普丛书

# 作者名单

## 丛书编写委员会

**主　审**　王　伟

**总主编**　宋葆云　孙　花

**编　委**　（以姓氏首字笔画为序）

于江琪　王　伟　王云霞　牛红艳

方慧玲　田　胜　冯英璞　兰　红

兰云霞　邢林波　成巧梅　刘　姝

刘延锦　孙　花　孙明明　孙淑玲

李秀霞　李拴荣　吴松梅　吴春华

宋葆云　张红梅　张林虹　张玲玲

周诗扬　周彩峰　姜会霞　黄换香

## 本册编写委员会

**主　编**　张红梅　申丽香

**副主编**　雷　雷　杨　嫚　马志杰　孙兆菲

　　　　　丁　倩　汤玉梅　白　霞

**编　委**　（以姓氏首字笔画为序）

丁　倩　马志杰　马丽霞　王肖蒙

王柳芳　王晶晶　王燕燕　申芳丽

白　霞　邢文霞　朱荣文　汤玉梅

孙兆菲　李　楠　杨　梦　杨　嫚

时莉莉　何迎亚　余晓帆　汪　雪

张　阳　张玉立　张红梅　范严君

段晓娟　袁利娜　徐　辉　高书文

彭丽芳　韩芳芳　雷　雷

## 视频制作编辑

肖　珊　孟珍静　余晓帆　王燕燕

邢文霞　韩芳芳　袁利娜　苑玉环

段晓娟　李梦雨　王柳芳　高远征

王　静

## 组织单位

河南省护理学会

河南省护理学会健康教育专业委员会

## 创作、协作单位

河南省人民医院

郑州大学第一附属医院

河南省省立医院

郑州市第九人民医院

焦作煤业(集团)有限责任公司中央医院

许昌市中心医院

# 出版说明

　　健康是人的基本权利,是家庭幸福的基础,是社会和谐的象征,是国家文明的标志。党和国家把人民群众的健康放在优先发展的战略地位,提出"健康中国"战略目标,强调为人民群众提供公平可及的全方位、全周期的健康服务。这就要求护理人员顺应时代和人民群众的健康需求,以健康科普为切入点,加速促进护理服务从"以治疗为中心"转向"以健康为中心",精准对接人民群众全生命周期的健康科普、疾病预防、慢性病管理、老年养护等服务领域,为人民群众提供喜闻乐见的优秀护理科普作品,不断提高人民群众的健康素养及防病能力。这是时代赋予护理工作者神圣的使命和义不容辞的职责。

　　河南省护理学会健康教育专业委员会组织百余名护理专家,深耕细作,历时两年,编写这套"健康中国·跟我学护理·全媒体科普丛书",其作者大多是临床经验丰富的护理部主任、三级医院的护士长、科普经验丰富的优秀护师、护理学科的带头人。她们把多年的护理经验和对护理知识的深刻理解,转化为普通百姓最为关心、最需要了解的健康知识和护理知识点,采用"一问一答"的形式,全面解答了各个专科的常见病、多发病、慢性病的预防知识、安全用药、紧急救护、康复锻炼、自我管理过程中的护理问题。同时,对各个学科最新的检查和治疗方法做了介绍,以帮助和指导患者及其家属正确理解、选择、接纳医生的治疗建议。本丛书图文并茂,通俗易懂,紧跟时代需求,融入微视频,扫码可以观看讲解,通过手机可以分享,丰富了科普书创作形式,提升了科普作品的传播功能。丛书共有16个分册,3 000多个问题,800多个微视频,凝聚了众多护理专家的心血和智慧。

　　衷心希望,我们在繁忙的工作之余总结汇编的这些宝贵的护理经验能给广大读者更多的健康帮助和支持。让我们一起为自己、家人和人民群众的健康而努力。同时,也希望这套丛书能成为新入职护理人员、医护实习人员、基层医护人员和非专科护理人员开展健康科普的参考用书。让我们牢记医者使命,担当医者责任,弘扬健康理念,传播健康知识,提升全民健康素养,为健康中国而努力。

在此,特别感谢中华护理学会理事长吴欣娟教授为丛书作序。向参加丛书编写的所有护理专家团队及工作人员表示衷心的感谢,向河南省护理学会各位领导及健康教育专业委员会各位同仁给予的支持致以诚挚的谢意。衷心地感谢协作单位及制作视频的护理同仁为此工程付出的辛苦努力!

河南省护理学会健康教育专业委员会

2019 年 5 月

# 序

现代护理学赋予护士的根本任务是"促进健康,预防疾病,恢复健康,减轻痛苦"。通过护理干预手段将健康理念和健康知识普及更广泛的人群,促使人们自觉地采取有利于健康的行为,改善、维持和促进人类健康,是一代又一代护理人探索和努力的方向。

河南省护理学会组织百余名护理专家,深耕细作,历时两年,编写这套"健康中国·跟我学护理·全媒体科普丛书"。本套丛书共有16个分册,3 000多个问题,800多个微视频,全景式地解答了公众最为关心、最需要了解的健康问题和护理问题。丛书图文并茂,通俗易懂,采用"一问一答"的方式为广大读者答疑解惑,悉心可触,匠心可叹。丛书融入了生动的微视频,可以扫码收看讲解,可谓是一部可移动的"超级护理宝典",是全媒体时代创新传播的成功典范。

健康科普读物带给人们的不仅仅是健康的知识,更能让人们在阅读中潜移默化地建立起科学的健康行为方式,这是我们赋予健康科普书籍的最终意义。愿这套护理科普丛书的出版,能够为全国400多万护理同仁开启健康科普和科普创作的新征程,不忘初心,不负使命,聚集力量,加速护理服务精准对接人民群众全生命周期的健康科普、疾病预防、慢病管理、老年养护等服务领域需求,让健康科普成为常态化的护理行动,使其在护理工作中落地生根,让护士真正成为健康科普及健康促进的倡导者和践行者,为中国梦和人类的健康做出新的贡献!

在此,我谨代表中华护理学会向参加丛书编写的护理专家团队及工作人员表示衷心的感谢!向河南省医学会秘书长王伟对丛书编审工作给予的大力支持和专业指导致以诚挚谢意!

中华护理学会理事长 吴欣娟

2019 年 5 月

# 前　言

消化系统疾病主要包括食管、胃、肠、肝、胆、胰等脏器的器质性或功能性疾病，病变可局限于消化系统或累及其他系统，其他系统或全身性疾病也可出现消化系统疾病或症状。消化系统疾病种类多，且多为常见病和多发病。我国居民慢性疾病患病率的前10种疾病中包括了胃肠炎、胆结石和胆囊炎、消化性溃疡3种疾病；消化系统疾病是我国城市居民住院治疗的第二位原因；在我国，肝癌是恶性肿瘤病人死亡的第二位疾病，食管癌、结直肠癌和胰腺癌也在恶性肿瘤病人死亡的前十位疾病之列。近年来，由于人们生活方式和饮食习惯的改变，胃食管反流病、急慢性胰腺炎、炎症性肠病、酒精性和非酒精性肝病等疾病的发病率有逐年增高的趋势，恶性肿瘤如结直肠癌和胰腺癌的发病率也在上升。所以普及消化系统疾病的防控知识尤为重要。

本书内容分八方面，详细介绍了消化系统的结构功能，列举了肝、胆囊、胆道、胰腺、胃、肠、食管等器官常见疾病的症状、体征及护理，同时对消化道内镜的检查技术也做了详细的介绍，以期帮助读者正确认识消化系统的相关疾病，做到早发现、早诊断、早治疗。

感谢河南省护理学会各位领导对编者工作的支持，感谢众多护理专家的辛勤付出！由于编写水平有限，书中如有不妥之处敬请医疗护理专家给予批评指正。

编者
2020 年 5 月

# 目　录

20

# 一、消化系统疾病护理常识

## （一）消化器官与功能

### 1. 消化系统有哪些器官？（视频：消化系统器官）

人们都知道"消化"是我们身体很重要的生理功能。但大多数人不知道"消化"都有哪些器官参与,这些器官的作用是什么呢?

人体消化系统由消化道和消化腺两大部分组成。消化道包括口腔、咽、食管、胃、小肠(十二指肠、空肠、回肠)和大肠(盲肠、阑尾、结肠、直肠)。消化腺包括口腔腺、肝、胰以及消化管壁上许多小腺体,其主要功能是分泌消化液(图1-1)。

消化系统器官

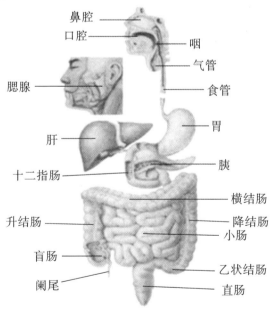

图1-1　消化系统

## 2.什么是上消化道？什么是下消化道？

了解了消化器官以后一定感觉很惊讶吧，消化器官多、消化道绵长，这么大又复杂的消化系统怎么管理呢？在医学上，我们按"上"和"下"把它分组管理：正常情况下，上、下消化道是以十二指肠空肠曲为分界线的。此处有一十二指肠悬韧带，它像一条绳索，将小肠提起并固定在腹后壁。十二指肠悬韧带的作用主要是使空、回肠的内容物不易反

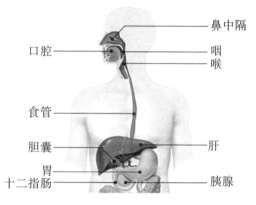

图1-2　上消化道

流入十二指肠或胃。医学上指的上消化道，由口腔、咽、食管、胃、十二指肠组成（图1-2）。下消化道则包含空肠、回肠、结肠、直肠4部分（图1-3）。

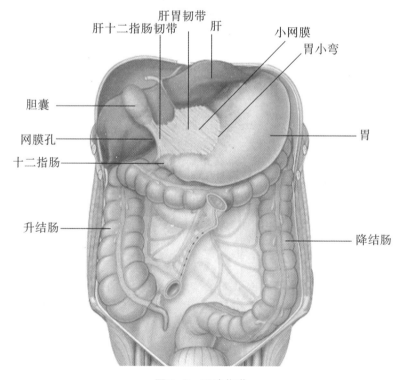

图1-3　下消化道

### 3. 什么是消化腺？人体有哪些消化腺？

消化系统是个神秘的系统，不仅有胃肠作为通道，还有消化腺作为重要的"内涵"，两者相互扶持完成消化工作。消化腺指分泌消化液的腺体，包括大唾液腺（图1-4）、胰腺和肝脏3对大消化腺，以及分布于消化管壁内的许多小消化腺（如口腔内的小唾液腺、食管腺、胃腺和肠腺等）。

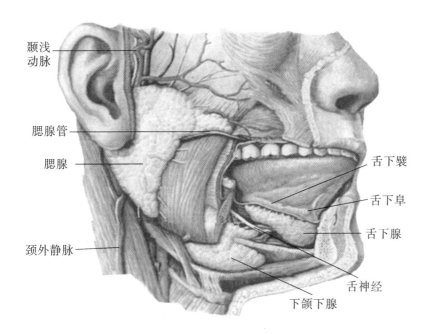

颞浅动脉

腮腺管

腮腺

颈外静脉

舌下襞

舌下阜

舌下腺

舌神经

下颌下腺

**图1-4　大唾液腺**

### 4. 食管有多长？有哪些功能？

食管是输送食物的扁圆形肌性管道，位于脊柱的前方。上接咽部，下与胃的贲门相连，呈一条细长管道，食管的长度随年龄增加，出生时8～10厘米，成人23～25厘米。食管的黏膜湿润而光滑，呈粉红色，下段食管黏膜略呈浅灰色。黏膜上有7～10条纵行皱襞，凸向内腔，有助于液体下流。主要功能是把食物和唾液等运送到胃内，防止胃内容物反流（图1-5）。

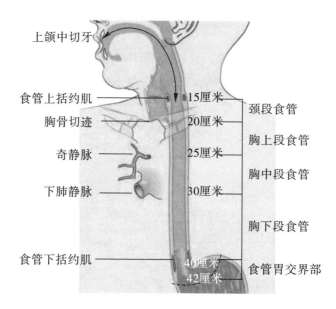

**图 1-5　食管**

### 5. 食管狭窄部位在哪里？有何作用？

正常食管有 3 处生理性狭窄：

食管的第一狭窄位于食管的起始处，距离门牙约 15 厘米。

食管的第二狭窄位于食管与左主支气管交点处，距离门牙约 25 厘米。是食管内异物容易存留的地方。

食管的第三狭窄位于食管穿过膈的食管裂孔处，距离门牙约 40 厘米。

食管的 3 处狭窄及距离门牙的距离对临床实施食管插管有重要的指导意义。

食管的这些狭窄及距离门牙的距离是食管在体表的重要标志，也是医生进行食管、胃、十二指肠镜检查、手术等的重要参考依据（图 1-6）。

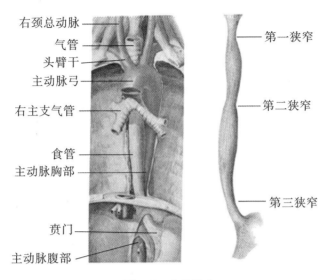

图 1-6　食管狭窄

右颈总动脉
气管
头臂干
主动脉弓
右主支气管
食管
主动脉胸部
贲门
主动脉腹部

第一狭窄
第二狭窄
第三狭窄

### 6. 胃的贲门和幽门有哪些作用?

胃与食管相连的地方称为"贲门",它是食物进入胃的入口。而出口则称"幽门","幽门"的下方就是十二指肠等脏器。在正常情况下,贲门和幽门的括约肌保持着适当的紧张度,以防止胃内容物反流入食管和十二指肠中的食糜反流入胃。当各种原因引起"贲门"括约肌松弛,就会导致食物及胃酸反流(图 1-7)。

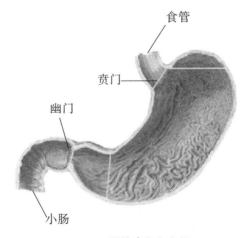

食管
贲门
幽门
小肠

图 1-7　胃的贲门和幽门

### 7. 胃主要的生理作用有哪些?

胃是上消化道最大的储存空间,主要生理功能是接受和储存来自食管的食团,使之在胃内停留一段时间;并将食团磨碎使其与胃液充分混合,而后形成半流体的食糜,通过胃的蠕动,从胃的中部开始有节律地推动食糜通过幽门进入十二指肠。胃还能吸收少量水、酒精和一些脂溶性物质。它可以随着食物的多少胀大或缩小,所以可不要贪吃哟,否则会造成急性胃扩张,有生命危险的(图1-8)。

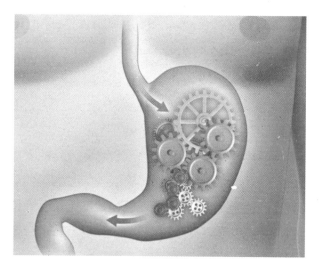

图1-8 胃的生理作用

### 8. 正常胃液有多少? 胃液有哪些作用?

胃液主要由胃腺分泌,为无色的酸性液体,pH 值为 $0.9 \sim 1.5$,正常人每日分泌量 $1.5 \sim 2.5$ 升。胃液的主要成分有盐酸、胃蛋白酶原、内因子和黏液等。盐酸也称胃酸,主要作用:①激活蛋白酶原,使之转变为胃蛋白酶;②使食物中的蛋白质变性,易于分解;③杀灭随食物入胃的细菌;④促进胰液、小肠液及胆汁的分泌;⑤利于小肠对铁和钙的吸收。胃蛋白酶是胃液中重要的消化酶,它能分解蛋白质,使之易于吸收。内因子是一种糖蛋白,促进回肠上皮吸收维生素 $B_{12}$。黏液具有润滑作用,使食物易于通过,还可保护胃黏膜。

### 9. 十二指肠有多长? 主要功能有哪些?

十二指肠介于胃与空肠之间,形状呈"C"形,可分上部、降部、水平部和升部。成人长度为 20~25 厘米,相当于十二个手指头的宽度,管径 4~5 厘米,紧贴腹后壁,是小肠中长度最短、管径最大、位置最深且最为固定的小肠段。胰管与胆总管均开口于十二指肠。因此,它既接受胃液,又接受胰液和胆汁的注入,有重要的消化功能,主要负责营养的吸收(图 1-9)。

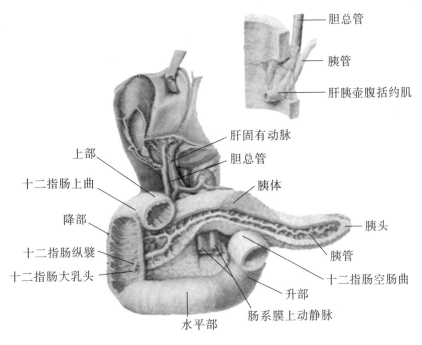

图 1-9　十二指肠

### 10. 什么是空肠和回肠? 有什么功能?

空肠与回肠指的就是位于十二指肠后面的部分,空肠和回肠的前面为腹前外侧壁,周围为大肠,后面是腹后壁,在腹腔内迂曲盘旋形成袢。两者之间没有明显的分界线。空肠与回肠全长 6~7 米。空肠占全长的 2/5,位于腹腔的左上部。回肠位于右下腹,占全长的 3/5。外观上,空肠管径较粗,管壁较厚,血管较多,颜色较红。而回肠管径较细,管壁较薄,血管较少,颜色较浅。空肠血管弓少,回肠血管弓多,通过血管弓可判定肠管的部位。因为空肠的消化和吸收能力强,蠕动快,肠内常呈排空状态,所以叫空肠。空肠和回肠的主要作用是消化和吸收。回肠主要是胆盐和维生素 $B_{12}$ 吸收的部位(图1-10)。

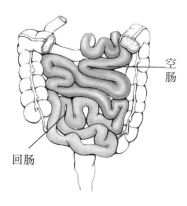

空肠

回肠

图1-10　空肠和回肠

(王晶晶　肖　珊)

## 11. 大肠分为几个部分? 有什么功能?

大肠约(成人)1.5米,分为以下3个部分。

(1)盲肠:是大肠中最粗、最短、道路最多的一段,长6～8厘米,盲肠就像个"守门将士",它不仅能防止大肠内容物反流回小肠,同时也可控制食团不致过快进入大肠,以使食团在小肠内得到充分的消化和吸收。

(2)结肠:排列酷似英文字母"M",长约1.3米,功能是将食团里面最后一点有价值的水分进行吸收,形成大便。如果此时肠道有炎症,就会产成很多水分保护自己,导致大便水分高,俗称拉肚子,如果水分少,肠道生病了,会导致肠道和大便打架,卡在那儿出不去,就会形成便秘。临床上常见的结肠疾病有结肠息肉、结肠癌等。

(3)直肠:就像人体"小仓库",长12～15厘米,暂时为大便提供休息区,休息结束给大脑传出信号,引起便意,排出粪便。

总的来说,大肠就像一个搬运工,把食物的营养吸收以后,剩余的残渣形成大肠的"土特产"排出体外。

（范严君）

## 12. 直肠和肛管有什么作用?

直肠:暂时储存大便,给大脑传出信号后引起便意,排出粪便。

肛管:如果说盲肠是一个"守门将士",那么肛管就是一个"把门将军",在有便意时,打开城门,参与排便;在没有便意时,就关闭城门,防止大便及直肠的内容物溢出来。

## 13. 肝脏的主要功能是什么?

肝脏美其名曰"人体最大的消化腺",重要的原因是它功能强大。

(1)解毒功能:肝脏是人体的主要解毒器官,它可保护机体免受损害。

(2)凝血功能:肝脏是蛋白质的加工厂,是蛋白质的合成场所,而很多的凝血因子都是蛋白质。

(3)代谢功能:肝脏是人体主要的代谢器官,除了参与糖、蛋白质、脂类、维生素代谢以外,激素也要在肝脏进行灭活。

(4)分泌胆汁:胆汁是有助于吸收脂质和脂溶性维生素的消化液。肝脏会生产胆汁,然后将其运送至胆囊后存下来,在胆囊内浓缩之后被排放到十二指肠当中。

(5)免疫功能:肝脏会对抗、消灭致病菌以保障人体健康。胆汁生成和排泄、凝结血液以及调节水盐代谢等生理作用都有助于构建人体的免疫功能。

(6)再生功能:肝细胞为稳定细胞,在生理情况下,增殖不明显。但受到组织损伤的刺激时,表现出较强的再生能力和修复能力。

## 14. 为什么说肝脏是人体最大的消化腺体?

在消化腺中肝脏的体积最大、质量大,分泌的消化液最多,功能也最多,所以肝脏被称为人体最大的消化腺。我国成年人肝脏的重量,占体重的

1/40～1/50。肝脏可以分泌许多酶,还分泌胆汁,它还是糖、脂肪、蛋白质代谢和转化的关键。肝脏还有肝药酶体系,代谢进入人体的大部分药物。体内的物质,包括摄入的食物,在肝脏内进行重要的化学变化:有的物质经受化学结构的改造,有的物质在肝脏内被加工,有的物质经转化而排出体外,有的物质如蛋白质、胆固醇等在肝脏内合成。

从肠道吸收来的糖、脂肪和蛋白质等营养物质,在肝脏经过加工处理,相互转化,各尽其用,维持人的生命需求。剩余的部分或运送到脂肪组织中储存,或以糖原的形式在肝内储备,当机体需要的时候,再动员调集它们重新在肝内分解,放出能量,可谓招之即来,挥之即去,存用自如。另外人体血液中的大部分血浆蛋白也是在肝内合成的,它们有的是免疫分子,参与机体防御体系,保护健康;有的是凝血因子,有止血、凝血的功用。

胆汁由肝细胞分泌,它能把红细胞的残骸——胆红素清除出血液循环,引入肠道,排出体外。胆汁中的胆汁酸盐能协助脂溶性维生素自肠壁吸收,输入肝内加工。所以当肝有疾患时,便会发生胆色素代谢障碍,出现黄疸;当胆汁淤积时,可导致脂溶性维生素吸收不良,依赖它们才能合成的凝血因子继而缺乏,使皮肤、黏膜极易出血。

## 15. 胆囊有多大? 胆管开口于哪个部位?

正常成年人的胆囊长度为 8～12 厘米,宽度为 3～5 厘米,容积一般为 30～60 毫升,相当于一个鸡蛋大小的容量,负责储存胆汁。胃的出口拐弯部位叫十二指肠球部,侧面有个小口,叫作十二指肠乳头,胆管就开口于这个部位。

## 16. 胆汁有哪些作用? 是胆囊分泌的吗?

胆汁是由多种化学物质组成的液体,主要作用是把进到小肠的食物消化起反应,比如,将脂肪分解成小微粒,反应后的食物有利于吸收,还能促进脂肪酸和脂溶性维生素的吸收。胆汁是由肝脏分泌的,每天分泌量为 800～1 000 毫升,味苦,黄绿色。肝脏分泌胆汁后,胆汁走过胆道进到胆囊里休息一下,等待食物进入小肠时就开始工作了。

### 17. 胆囊能切除吗?

正常人的胆囊起到非常重要的作用,在不吃东西的时候,比较稀薄的胆汁经过胆囊的浓缩,成为比较浓稠的胆汁,胆囊主要起到一个储存、浓缩胆汁的作用。进食后,胆囊收缩,胆汁进入十二指肠,胆汁在肠道发挥作用参与消化活动,此时胆囊起到排出胆汁的作用。

胆囊切除后,肝细胞分泌的胆汁没有了胆囊这个储存器官,不管在吃饭或不吃饭的时候,胆汁都会直接流入十二指肠,因此,胆囊切除术后会引起胆汁性腹泻,大约 3 个月之后,胆管会扩张,扩张的胆管起到临时储存胆汁的作用,这些症状就会逐渐缓解。

有些患者胆囊切除后,会对胆固醇和脂肪的摄入出现不适应的症状,会出现右上腹及肩部隐痛、厌油腻、嗳气等胆囊炎的症状,没有了胆囊,我们对于油脂类食物的消化能力相对会有所下降。所以在胆囊切除以后患者的饮食要注意减少油腻食物的摄入,以免引起不适,少量摄入油腻食物是不会有任何影响的。

所以,对于正常的胆囊,当然是不能切除,但如果胆囊反复出现胆囊炎、胆囊结石,引起腹痛、恶心,同时胆囊息肉逐渐增大,究其利弊,我们还要及时到医院行胆囊切除术。

### 18. 胰腺分为哪些部位? 有哪些功能?

胰腺位于身体的上腹部深处,是一个非常不显眼的小器官,也是人体最重要的器官之一。胰腺形状像个小鲫鱼,一端尖锐,另一端钝圆,分为胰头、胰颈、胰体、胰尾 4 个部分。胰腺是具有内分泌功能和外分泌功能的腺体,它的生理作用和病理变化都与人的生命息息相关。

### 19. 什么是胰腺的外分泌腺? 有哪些功能?

胰腺的外分泌腺由腺泡和腺管组成,腺泡分泌胰液,腺管是胰液排出的通道,胰液通过胰腺管排入十二指肠内,帮助消化食物中的蛋白质、脂肪和糖类。

## 20. 什么是胰腺的内分泌腺？有哪些功能？

胰腺的内分泌腺由大小不同的细胞团——胰岛组成,胰岛细胞分泌的物质直接进入血液循环。分泌的物质主要有:①胰高血糖素,负责升血糖;②胰岛素,负责降血糖;③生长抑素,负责抑制部分胰岛细胞自己的分泌;④胰多肽,负责抑制胃肠运动、胰液分泌和胆囊收缩。

总的来说胰腺的内分泌功能是调节人体的血糖水平,维持人体的新陈代谢。

（申丽香　韩芳芳　邢文霞）

# （二）消化系统疾病常见症状及护理

## 1. 恶心与呕吐意味着什么？

两者可独来独往,也可结伴而行,但多数人先有恶心,继而呕吐。呕吐是很常见的症状,那种胃被掏空的感觉,很难受,很多人都亲身体验过。

首先肠胃发出"我很难受"的警报,开始变得躁动不安,小波浪式地把肚子里的东西推向和平时完全相反的方向,胃和食管的阀门会一下子完全松开,"呕"的一声,食物全部都在瞬间被挤了出来,一点不留。

如果吐之前毫无征兆,而且"哗"地一下吐得很猛烈,那说明这多半是由胃肠道病毒引起的。胃里有很多尽职尽责的"传感器",他们每天的工作就是数一数胃里有多少个病原体,一旦他们发现病原体多得数不过来了,就会启动制停模式,按下紧急按钮。于是"哗"地一声,体内的洪荒之力一泻而出!

呕吐出现的时间、频率、呕吐物的量与性状也可提示各种疾病的发生。呕吐物是咖啡色甚至鲜红色,提示我们的消化道出了血,大部分原因是我们的胃酸把自己的胃黏膜给腐蚀了,即消化道溃疡。若呕吐常在餐后发生且量大,呕吐物闻着酸酸的像发酵了的隔夜食物,可能我们胃的其中一个门（幽门）被堵住了,即幽门梗阻。

## 2. 恶心与呕吐对人体有害吗?

持久而剧烈的呕吐,让人难受至极,觉得它百害而无一利。

有人会说:"医生,我的嘴好干啊。"他可能已经出现了失水、电解质紊乱的情况。也会有患者说:"医生,我的双腿酸软无力,我是怎么了?"他可能已经营养不良了。而更严重的是它会撕裂我们的黏膜,发生食管贲门黏膜撕裂伤,威胁我们的生命。

呕吐绝对不是身体对我们的惩罚! 相反地,呕吐代表了大脑和肠胃为我们做出的最大牺牲,是为了让我们避免可能的中毒,避免生命的威胁而对疾病做出的有力反击!

## 3. 恶心又呕吐该怎么办?

首先,出现呕吐要查找原因,因饮食、饮酒原因引发的不严重的呕吐可在家处理。

严重呕吐要及时就医。一般来说,较轻的呕吐可以进行日常生活活动,但应减少活动量。重症呕吐应卧床休息,呕吐应坐起或侧卧,头偏向一侧,以免误吸。呕吐毕给予漱口、更换污染衣物被褥,开窗通风以去除异味。坐起站立时动作应缓慢,以免突然起身引发直立性低血压,出现头晕、心悸等不适和站立不稳而跌倒。记录呕吐的次数、呕吐物的性质和气味等变化,以判断病情是否加重。

饮食上除严重呕吐禁食者,都应该少量多次给予口服补液,即少量多次喝加盐的咸面汤,以补充因呕吐丢失的盐和水。剧烈呕吐不能进食则需要通过静脉输液给予纠正缺水。根据呕吐的好转可从流质的面汤、半流质的面条、粥开始逐步恢复至正常饮食。严重呕吐影响食欲和消化能力者,应查明呕吐原因,积极治疗,不必过度紧张。呕吐时可使用深呼吸(用鼻吸气,然后张口慢慢呼气)、听音乐、阅读等方法转移意力,减少呕吐的发生。

## 4. 腹痛是怎么回事?

几乎每个人都经历过腹痛,这是胃肠道疾病最常见的症状之一。有些人认为腹痛是小毛病,忍忍就过去了,其实腹痛没那么简单。

腹痛有急性腹痛和慢性腹痛两种。急性腹痛发病急、病程短,多由腹腔内部或腹腔外部器官疾病引起,可伴有恶心、呕吐等症状。慢性腹痛多由长期的消化系统疾病引起,如果在过去1星期内或更长一段时间内腹部时有阵痛感,即可怀疑慢性腹痛。

### 5. 腹痛了可以自己用药吗?

病因明确的肠炎、胃炎等患者,可以适当应用止痛药。有以下几种情况应立即就医。

(1)腹痛开始为弥漫性脐部四周钝痛,几小时之后疼痛加剧且转移并固定至右下腹,此时应考虑为阑尾炎,要立即就医。

(2)腹痛持续加重并伴有呕吐,此时应考虑为肠梗阻,要立即就医。

(3)腹痛伴有黑便、带血便,考虑为消化性溃疡出血或者结肠炎,应立即就医。

(4)腹痛持续1小时以上,应禁食并立即就医。

(5)在肋骨以下腰部的右边痛,考虑为胆结石、胆囊炎,应立即就医。

就医时应该详细向医生描述腹痛的部位、发作的方式、发作的时间,以及腹痛以外的症状。就诊前可进行自我处理,包括两腿屈曲侧卧,腹膜炎患者以半坐位为好。消化系统疾病引起的腹痛,要注意饮食,避免或少吃富含脂肪的食物,避免咀嚼口香糖或者硬的橡皮糖,少喝碳酸饮料和啤酒。

急性腹痛的鉴别诊断不是很容易,去医院就诊前暂时不要饮水或进食,如果是胃肠穿孔,会加重病情。如果需要紧急手术,进食会增加麻醉的困难。不要吃止痛药,因为医生诊断急腹症的病因主要是根据疼痛的部位、性质、程度及其进展情况,一旦用了止痛药,掩盖了症状,会给医生诊断带来困难。

### 6. 预防腹痛都有哪些招?

为了预防腹痛的发生,应注意生活饮食调养,做到以下几点。

(1)保持乐观,心情舒畅,避免情绪波动。尤其要注意的是在进餐时不要生气。

（2）注意卫生，做到便后洗手。

（3）不吃生冷食物，避免暴饮暴食、酗酒，不吃剩菜、剩饭和腐烂变质的食物，少吃凉拌菜。饮食要清淡，寒热适宜，稍热为好，不要吃油炸、盐腌、熏烤食物，多吃五谷杂粮和水果、蔬菜，不要在餐后立即吃水果，要细嚼慢咽，只吃七成饱，避免或少吃富含脂肪的食物，避免咀嚼口香糖或者硬的橡皮糖，少喝碳酸饮料和啤酒。

（4）戒除烟酒，不喝浓茶、咖啡。

（5）根据天气变化，随时增添衣物，夜里要注意腹部保暖。

## 7. 出现腹泻怎么办?

正落人的排便习惯多为每天 1 次，有的人每天 2~3 次或每 2~3 天 1 次，只要粪便的性状正常，均属正常范围。腹泻指排便次数多于平日习惯的频率，粪质稀薄。腹泻多由于肠道疾病引起，其他原因有药物、全身性疾病、过敏和心理因素等。发生机制为肠蠕动亢进、分泌增多或吸收障碍。小肠病变引起的腹泻粪便呈糊状或水样，可含有未完全消化的食物成分，大量水泻易导致脱水和电解质丢失，部分慢性腹泻患者可发生营养不良。大肠病变引起的腹泻粪便可含脓、血、黏液，病变累及直肠时可出现里急后重。

（1）饮食：在平时吃东西的时候一定要注意绝对不能吃那些对胃肠有刺激性作用的食物。假设你的身体允许你做运动的话，建议你每天多做一些运动，这对于治疗腹泻是一种非常有用的办法。

（2）活动与休息：建议每天晚上的时候在腹部盖一条毯子之类的东西，尤其是在夏季的时候。因为这个季节人们大多都要开空调，当晚上吹空调时腹部没有盖东西的话，凉气就会进入到腹部，最终使腹泻症状更加严重。

（3）用药：腹泻的治疗以病因治疗为主。应用止泻药时注意观察患者排便情况，腹泻得到控制应及时停药。

（4）肛周皮肤：排便次数太多时，因粪便的刺激，可使肛周皮肤损伤，引起糜烂及感染。排便后应用温水清洗肛周，保持清洁干燥，涂无菌凡士林或抗生素软膏以保护肛周皮肤，促进损伤处愈合。

（5）心理：精神紧张、情绪激动会影响胃肠道的功能。我们要保持心情开朗，培养良好的心理状态，开阔心胸，调节情志是十分必要的，尤其在就餐的时候，切勿恼怒生气。

（6）补充维生素：长期腹泻可直接影响身体对维生素的吸收，引起维生素的缺乏，出现全身软弱无力、心律失常等情况。所以我们应该遵照医生的建议补充维生素和营养类药物。

## 8. 为什么会出现吞咽困难？

吞咽困难（dysphagia）指固体或液体食物从口腔运送到胃的过程中受到阻碍而产生咽部、胸骨后或食管部位的梗阻感或停滞感。按吞咽困难的部位可分为口咽性吞咽困难和食管性吞咽困难两类。多见于咽、食管及食管周围疾病，如咽部脓肿、食管癌、胃食管反流病、贲门失弛症；风湿性疾病如系统性硬化症累及食管；神经系统疾病以及纵隔肿瘤、主动脉瘤等压迫食管。

（1）须吞咽数次才能够吞下食物。

（2）会常常咳嗽，甚至半夜常因为咳嗽醒过来。

（3）食物常留在口腔，使口腔发出异味。

（4）因为口部肌肉控制减弱而导致流口水。

（5）进食时食物好像卡住食管一样产生"不上不下"的感觉。

## 9. 出现吞咽困难时应该如何处理？

短暂吞咽困难造成身体极度不适，长期吞咽困难全身营养及免疫状况将会受影响，发生吞咽困难应查明原因，及时消除症状。

（1）饮食上：吞咽困难的患者进食量少，必然导致营养失调，因此要叮嘱患者注意饮食质量，并根据患者的病情护理患者进食流质或半流质的饮食，应该少食多餐，避免过冷、过热和有刺激的食物，如浓茶、咖啡、辣椒、酒等对食管黏膜有损害的药物。

（2）睡眠与休息：调整作息，饮食睡眠规律，加强体育锻炼，特别是规律的有氧运动对于疾病改善作用很大，保证足够的睡眠以减少机体的消耗。

（3）心理上：吞咽困难的患者往往非常痛苦，因而可能会出现厌食或者拒食，导致营养不良进而加重病情。我们要给予心理上的安慰，耐心向患者讲明疾病发生、发展规律和康复的过程，帮助患者了解病情，消除患者的恐惧心理，使患者积极地进食，配合治疗，以改善长期吞咽困难的症状。

（4）生活上：保持口腔正常的生理功能和采取促进食欲的措施，清晨、餐后和睡前进行口腔护理，适当做些口部肌肉运动能提高咀嚼能力。嘱患者生活规律化，饮食要定时定量，注意饮食卫生。

## 10. 什么是嗳气?

嗳气就是打嗝吗？嗳气实际上就是指胃内过多的气体经食管、口排出的一种生理现象，有时会伴有特殊的气味，类似于打饱嗝，但是其频率相对比打嗝多，甚至让人厌烦。一般会伴随腹胀不适、腹痛、反酸、胃灼热等不适。频繁嗳气可能与精神因素、进食过急过快、饮用含碳酸类饮料或酒类有关，也可见于胃食管反流病、慢性胃炎、消化性溃疡、功能性消化不良、胆道疾病等。

总是频繁地出现嗳气，该如何是好？首先要在饮食上多加注意，不吃辛辣刺激性食物，比如辣椒、生蒜、芥末等；少吃油炸食品；豆类含有丰富的营养物质，但易产气，嗳气患者也应避免。另外，要多吃些养胃的食物，比如牛奶、小米粥等食物。最后，要保持良好的心态，不闹情绪、生闷气，多参加室外活动和体育锻炼。同时要积极治疗脾胃病。

## 11. 什么原因会导致反酸?

反酸就是胃里面的胃液或者食物反流到了口咽部，感觉到胸骨后像是有火在烧一样，严重时还会伴有胸骨后疼痛、吞咽痛、吞咽困难、慢性咳嗽、声音嘶哑等表现。一般不会有恶心、干呕。通常饭后发作，持续时间非常短暂，极少在夜间发生。反酸多是由于控制食管收缩与舒张的肌肉功能异常所引起的，多见于胃食管反流病和消化性溃疡。

## 12. 怎样预防反酸?

胃酸反流让人感觉很不舒服，我们在生活中做好以下几点可以预防。

（1）少吃多餐,吃得清淡:胃不好的人要"忌口",少吃辛辣食物、少喝浓茶和咖啡,也尽量不要乱吃水果和零食,减少对胃的刺激。高脂肪饮食、大量饮酒、吸烟、饮用咖啡及碳酸饮料、高糖食物进食过多等都会引起胃酸分泌增加,导致反酸、胃灼热,这都需要注意。另外,吃饭一定要细嚼慢咽,最好做到少量多餐,并且要有规律地定时进食,以维持正常消化活动的节律。

（2）正确的睡姿:睡觉时采用抬高头部、抬高床头 15～20 cm 等方法,并取左侧睡姿,可减少反酸、胃灼热症状的发生。

（3）饭后勤散步:饭后宜取站立位或饭后 0.5～1.5 小时进行散步,运动时间 30～40 分钟,以身体发热、微汗,不感到疲劳为宜。睡前不进食,晚餐与入睡的间隔不少于 3 小时。

（4）不要暴饮暴食或三餐不定:暴饮暴食之后,食物需要较长时间才可分解。食物长时间留在胃内,会使胃内压力上升,令胃酸更易向上反流。另外,有些小伙伴由于工作的关系吃饭常常不定时,在没有食物的情况下,胃里过量的胃酸就会腐蚀胃壁。

（5）对症用药:坚持服用抑酸药物(奥美拉唑、泮托拉唑、兰索拉唑等),治愈后逐渐减少剂量直至停药。出现不适时及时就医。

（6）注意休息,保持心情愉悦:现在很多人每天都面临着巨大的工作压力和精神压力。如果这种紧张状态长期得不到缓解,极易造成神经系统和内分泌系统功能紊乱。长时间的神经紧张会造成胃、十二指肠肠壁供血减少,从而促使胃病的发生。经常加班至深夜打乱了人体的生物钟,也会引起胃酸分泌不正常。

## 13. 胃部出现灼热感怎么办?

胃灼热,是很多人日常生活中都出现过的感觉,一种烧灼感,常伴有反酸,一般多由饮食不当引起。常见于胃食管反流病和消化性溃疡。因此在平时生活中我们一定要养成良好的习惯,可以减轻不适症状。

（1）饮食习惯:三餐规律,不要暴饮暴食,勿吃油腻食物如脂肪含量高的肉类及乳品,不要吃生冷刺激性的食物。可多吃些碱性食物如苏打饼干、猴头菇饼干等。晚上不要吃得太多,睡前 2 小时内不要吃东西。戒烟忌酒。

（2）饭后保持直立状态，如必须躺下，请将头部垫高。

（3）避免肥胖。肥胖者胃内压力大，更容易引起胃内容物的反流。保持愉快的心情、充足的睡眠。

（4）长期的反酸、胃灼热会引起食管或胃黏膜糜烂及溃疡等疾病，甚至引起出血，一定要注意，出现不适一定要及时就医。

## 14. 为什么会出现畏食或食欲缺乏？

很多疾病和原因都会引起食欲缺乏、不想吃饭，有些可以自我调节，有些需要求助医院。

（1）畏食或食欲缺乏指惧怕进食或缺乏进食的欲望。多是由于消化系统疾病如消化系统肿瘤、慢性胃炎、肝炎等引起，也见于全身性或其他系统疾病如严重感染、肺结核、尿毒症、垂体功能减退等。严重食欲缺乏称为厌食，可导致营养不良。这些疾病得到有效治疗后，食欲会逐渐增加。

（2）除了一些疾病原因导致食欲缺乏或畏食，平时生活中还会有过度的体力或脑力劳动、饥饱不均、情绪紧张、暴饮暴食、酗酒吸烟、进食生冷食物、睡前饱餐或者药物等影响因素。一些年轻人通过拒绝进食进行减肥，甚至出现了厌食症，危害身体健康。因此一定要养成良好的生活习惯。

（3）心情和精神问题：简单的生气、情绪低落、悲伤等会影响食欲。焦虑和抑郁症也会影响食欲。俗话说得好"该吃吃该喝喝啥事儿别往心里搁"。自我调节好心情很重要，焦虑和抑郁一定要让医生帮助调节。

## 15. 什么是腹胀？（视频：腹胀操）

腹胀俗称腹部胀气，是指腹部的一部分或全腹部胀满，是一种常见的消化系统症状，既可以是主观感觉，也可以是客观体征。引起腹胀的原因主要见于胃肠道胀气、腹腔积液、腹腔肿瘤等。导致腹部胀气的原因如下。

腹胀操

（1）食物或者是药物代谢过程中产生了过多的气体，从而会引发腹胀。

（2）一些消化道疾病引起的胃肠道胀气。

（3）腹腔内积聚了过多液体也会引起腹胀。

（4）腹腔内的肿块也会引起胀气。

（5）一些应激的现象,包括感染、心理等引起的。

（6）其他的系统,包括心、肾、神经、血液等疾病导致的胸腹腔积液等也会引起腹胀。

## 16. 为什么会便秘?（视频:腹部按摩通便法）

腹部按摩
通便法

我们每个人都遇到过尴尬又痛苦的"便秘",到底是什么原因引起的呢?

（1）不规律的饮食习惯致饮食中水分不够,使得粪便形成后,直肠蠕动迟缓,大便在肠道内停留时间延长,大便干硬,难以排出。

（2）长期缺乏运动,因疾病影响或药物干预而引起肠蠕动迟缓。

（3）长期服用泻药造成药物依赖,一旦停药则可能发生便秘。

（4）器质性的病变:如肠梗阻、全身性疾病及肛周疾病常可导致便秘。

（5）年老体弱,排便无力:年老体弱者、久病卧床、产妇孕妇,以及活动过少的人,使排便动力不足,导致粪便不易排出,发生便秘。

（6）不好的排便习惯:排便时一心二用,玩游戏、看电视等。

（7）精神抑郁或过于激动而引起便秘。

## 17. 如何认识黄疸?

黄疸是一种消化系统常见的症状与体征,是肝功能受到损伤后使血清总胆红素浓度升高引起的。在身体上的表现有巩膜、黏膜、皮肤及其他组织被染成黄色。巩膜黄染常先于黏膜、皮肤黄染。当正常成人血清总胆红素为每升 17.1～34.2 微摩尔,而肉眼看不出黄疸时,我们称之为隐性黄疸或亚临床黄疸;当正常成人血清总胆红素浓度每升超过 34.2 微摩尔时,肉眼可看出黄疸,我们称之为显性黄疸。

## 18. 呕血与黑便如何处理?

呕血是因某些疾病导致的上消化道出血,血液需经口腔呕出,呕血前可有上腹部不适和恶心。呕血说明上消化道出血比较急,量比较大,呕出来的同时也会往下去,从肛门排出形成黑便。但是如果出血量较小或者出血部位在下消化道,患者只出现黑便的情况。

（1）在呕血严重的情况下，病情相当危急，甚至会致命。如果患者意识清醒，要注意不能把血咽下去，因为在大出血时，咽血容易使血液误入呼吸道。要保持侧卧位，仰卧位或俯卧位会刺激胃、十二指肠，加重出血，也可能会使呕吐物堵塞呼吸道，引起窒息，家属应当尽快地拨打120求助电话。在等待过程中切忌乱搬动患者，应让患者躺下安静休息，尽量避免各种刺激，否则会加重呕血，家属要及时清除患者口腔内的血块以保证呼吸道畅通。此外严禁进食，服药最好用少量的冷开水，以免加重出血，如果呕血过多，患者面色苍白、神志模糊，家属要将其双下肢抬高，以增加回心血量，保证大脑血供。

（2）如果只出现黑便，我们也要到医院进行检查，必要时进行止血治疗或其他药物治疗，以防出血量越来越大。出血量一旦超过了400毫升，就会出现全身症状，比如说头晕、乏力，甚至会出现周围循环衰竭、休克等。

（王晶晶　段晓娟　袁利娜　范严君）

# 二、食管疾病护理

## （一）食管异物

### 1.什么是食管异物？（视频：发生食管异物的原因）

发生食管异物的原因

食管是连接咽喉和胃的一条细长管道,是食物进入胃内的必经之路。食管有3处狭窄,就像宽广的道路突然变窄,就容易出现交通堵塞,我们的食管也是一样,如果不慎将异物或不能作为食物的东西如鸡骨头、鱼刺、枣核、假牙等误吞到食管中,这些东西会停留或嵌顿在食管的3处狭窄中,将会引起一系列不适和严重后果。

### 2.食管异物爱招惹哪类人？

吃东西卡着不是人人都有,食管异物专挑一些关键人和关键时间"钻空子"。

（1）年龄：小儿和老年人由于不小心误吞造成的。如6个月至3岁儿童及60岁以上成年人,不容易分辨出小骨头和鱼刺等。幼儿还有可能将小玩具、硬币等放在口中误吞;有些小学生写字时喜欢咬笔帽;老年人义齿过松,使义齿脱落随食物进入食管;睡眠时没有摘除义齿,脱落误咽入食管。

（2）有不良饮食习惯的人：吃东西"狼吞虎咽";边吃东西边看手机或大声说笑;喜欢用牙齿咬啤酒瓶盖等不良习惯,均可导致异物误咽入食管。

（3）有不良劳动习惯的人：如木工、鞋匠或装修工喜欢将钉、螺丝含在口中易不慎吞入。

（4）有精神疾病的人：如智障或老年痴呆患者误吞或故意吞食危险物品,如别针、发卡、刀片、小剪刀等。

(5)"节日病":每逢春节、端午、中秋等节日,除了鸡、鸭、鱼的骨头容易"卡",还有大枣的枣核容易"卡"。

### 3. 发生食管异物的原因是什么?

食管异物的病因很简单,98%是由误咽形成的,但其发生与患者的年龄、性别、饮食习惯、进食方式、食管有无病变、精神及神志状态等诸多因素有关。

### 4. 哪些风俗饮食习惯易发生食管异物?

饮食习惯不同,发生食管异物的概率也不同。

(1)南方习惯:沿海地区习惯将鱼虾、蔬菜混煮混食,易造成细小鱼刺、鱼骨误吞。

(2)北方习惯:端午粽子内包有带核的大枣或带骨的肉团易造成误咽;春节图吉利,年三十和初一习俗在饺子内包有金属硬币,易造成误咽。

### 5. 食管异物有哪些类型?

各种食物、果核、硬币以及玩具等凡能进入口内的物质均有可能成为异物。通常将食管异物分为动物型、植物型、金属型和化学型四大类。多数患者的报道以动物型异物居多。最常见的食管异物发生于儿童,以鱼刺、硬币、电池、磁铁和玩具居多,成人以鱼刺、禽类骨头、假牙等为主。

### 6. 食管异物的临床表现有哪些?

(1)吞咽困难,与异物所造成的食管梗阻程度有关。完全梗阻者吞咽困难明显,流质难以下咽,多在吞咽后立即出现恶心、呕吐,对于异物较小者,仍能进流质或半流质饮食。

(2)异物梗阻感,若异物在上段食管时症状较明显;若异物在中下段食管时,可无明显梗阻感或只有胸骨后异物阻塞感及隐痛。

(3)疼痛,常表示食管异物对食管壁的损伤程度,较重的疼痛是异物损伤食管肌层的信号,应加以重视。通常光滑的异物为钝痛,边缘锐利和尖端异物为剧烈锐痛。

## 7.发生食管异物后该怎么办?

以枣核为例来讲一个小故事。如果我们小小枣核被不懂事的小孩子或者有些痴呆的老人给吞了下去。让你们咽喉疼痛,你们可以去医院的耳鼻喉科让医生给取出来,如果过了咽部,穿入食管,那在你们的食管入口、主动脉弓区域和进入贲门之前这3处狭窄的地方,我们很可能会横在那里,两端扎穿你们的食管,你们再吃东西的时候,那些食物就会在横挂的枣核那里荡秋千,让你们疼痛难忍! 还会让食物进入你们的纵隔,引起严重的感染! 如果不幸刺穿了食管的邻居——主动脉,将会发生大出血! 如果我们侥幸进入了胃内或者再往下进入肠内,有时候我们可以随着大便一起排出,也有的时候,我们就扎穿了你们的胃肠道,让你们胃肠道内的东西流到肚子里,引起严重的感染,我们可不是有意的哟! 如果不及时手术把我们救出来并且把伤口缝好,还会有生命危险呢(图 2-1)。

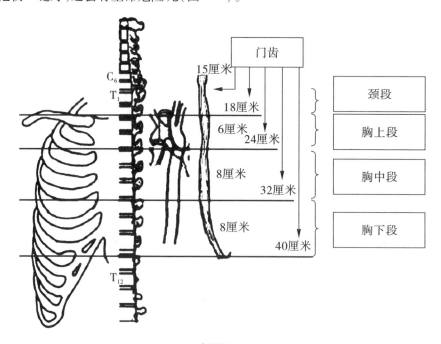

图 2-1 食管的解剖生理

敲重点来了：

（1）饮食：切勿强行吞咽！食管异物发生后异物感强烈，总想喝点水"冲冲"、吃点东西"送送"，这些做法大错特错。越往下推食管伤的越深。

（2）精神：不要过度紧张，以免引起血压增高，同时食管内血管压力增高。食管平滑肌也会因紧张而痉挛。

（3）行动：不要做过大的运动如猛然躺下或坐起，跑步和上下楼等，尤其去医院途中，要沉着冷静，尽快到医院。

（4）果断就医：不论当时症状严重与否，均应引起重视，立即到医院就诊，经检查的确有异物存在，应尽早在食管镜下取出异物，避免发生严重后果。

### 8. 发生食管异物会有哪些严重后果?

发生食管异物会有明显异物感，咽不下去吐不出来，如果进食会有吞咽困难、梗阻感、胸骨后食管疼痛等。严重者可造成食管瘘、纵隔脓肿，甚至损伤大血管导致大出血危及生命，一旦发生食管异物需尽快到医院处理。

### 9. 发生食管异物应做哪些检查?

（1）影像学检查：临床考虑食管异物，应立即进行胸部 X 射线片、上消化道钡餐或胸部 CT 等检查，可以了解异物大小、形态、部位、是否穿透血管壁等。

（2）喉镜、食管镜或者胃镜检查：胃镜检查可以更进一步确诊食管异物的大小、性质、部位、嵌顿情况，结合影像学制订治疗方案。

### 10. 食管异物取出的方法有哪些?

具体的取出方法取决于异物的种类及位置。

（1）尖锐突出异物，如鱼刺、鸡骨头、刀片、钉子等，在内镜可触及的情况下必须行异物取出术。若异物停留于环咽肌水平以上，应考虑直接行喉镜取出；环咽肌水平以下者，应考虑行急诊胃镜检查并取出异物。

（2）细长异物，如牙签、硬质金属线等，可引起较高的穿孔率，应尽早行内镜干预治疗。

（3）钝性异物,包括小弹珠、纽扣电池等,多数可保守治疗。直径>2.5 cm 的圆形异物2~3周仍未通过幽门部时,行内镜下异物取出术。异物通过胃部,在肠道某一部位滞留超过1周者,应考虑外科手术。

## 11. 食管异物怎样紧急抢救?（视频:食管异物的正确处理）

食管异物的
正确处理

首先千万不要太紧张哦,检查一下口腔及咽部是否被异物损伤,尽快了解患者所吞食异物的种类,若异物在咽喉部,应设法取出。如果患者出现呛咳、呼吸困难、口唇发绀、咯血、胸闷、憋气、生命体征不稳如血压下降等应立即进行抢救。

对不明吞食异物种类者或吞服金属类异物者应立即行 X 射线或者 B 超检查,若吞服的是较小的固体异物或者较光滑的物品,可给予非可溶性膳食纤维饮食,促进异物排泄,若吞服药物及其他有毒物质则立即洗胃。

## 12. 小儿吞食异物后正确急救的方法是什么?

在立即给急救中心打电话求救的同时,清除孩子口、鼻内的食物残渣。同时可采取以下急救措施:

（1）拍背:将孩子倒提起来拍背,如果孩子年龄稍大可趴在膝盖上,头朝下,托其胸,连续用力拍背部。

（2）催吐:将手指伸进孩子口腔,刺激其舌根部催吐。

（3）海姆立克法(该方法适合 2 岁以上儿童):救护者站在儿童身后,从背部抱住其腹部,一只手握拳,拳心向内按压于儿童的肚脐和肋骨之间的部位;另一只手掌捂按在拳头之上,双手急速用力向里、向上挤压,反复实施,直至阻塞物吐出为止。

## 13. 鱼刺卡住正确的处理方法是什么?

卡鱼刺有很多"民间"做法,这些做法有时很有效,有时也会起反作用,让病情更加严重。

（1）被鱼刺卡着了喝点醋,错误! 民间有很多的土方法来解决被鱼刺卡着这个问题,喝醋就是其中之一,但是这种方法是错误的。很多人认为醋能软化鱼刺,但事实表明醋并不能有效软化鱼刺,这需要很长的时间而且也不能将鱼刺泡的很软。根本没有任何作用,反而会伤害我们的食管。

(2)咽下馒头,错误! 很多人希望通过咽馒头来将鱼刺一起咽到肚子里,但其实这是个很大的错误。咽馒头会让喉咙伤口变大,严重的可能会使口腔感染,这样就更难医治了!

(3)喝一口水,错误! 尽管水是液体但它依然会让鱼刺划伤我们的喉咙,而且喝水时,喉咙的肌肉会收缩,可能会使鱼刺扎得更深,从而带来更大的伤害。

(4)如果当鱼刺或骨头卡在喉咙浅表处时,可以先尝试自己做一些自救,可以拿着手电筒照明,用筷子或者匙柄轻轻压住舌头,露出舌根,通过口腔如果看得见异物,用镊子取出。如果患者恶心、呕吐强烈,难以配合,则让患者做哈气动作,以减轻不适,切忌在看不见的情况下强行大口吞咽蔬菜、馒头,以为能把刺带下食管,其实只会使刺扎入更深的部位或卡在食管内,造成更严重的后果。所以,谨记一条:立即前往医院救治。

## 14. 日常生活中常见的食管异物来源有哪些?

儿童常见的是玩耍时误吞硬币、别针、纽扣、笔帽等,成人少见(如胃柿石),但患有精神疾病或异食癖者可能会有将玻璃、塑料、土块等物品吞入胃内的情况;老人多见于误吞义齿。

## 15. 无症状食管异物有必要去医院处理吗?

有10%左右食管异物患者可无任何临床症状。由于不同患者的个体差异、病史特点及异物的类型各不相同,其临床表现也千差万别。异物的长期存留常导致不良后果,即使异物圆钝光滑亦可使食管壁黏膜产生充血、肿胀、肉芽形成致使吞咽困难加重。若为尖锐异物,停留时间长者更易发生食管周围感染和侵袭大血管。由于患者的耐受性不一,因此不能单以症状的严重程度判断病情,还应结合其他因素尤其是异物的类型、停留部位和异物的刺激性等加以判断。此外,个别患者也可初期症状明显,随后因异物下滑入胃而症状消失。但对于临床判断很可能有异物存留者,切不可因尚能进食而疏忽。

### 16.怎样预防食管异物的发生?

食管异物完全可以避免,我们应注意常识,杜绝意外发生。

(1)在家烹饪时应精心制作,防止异物混入食物中,尊重老年人饮食习惯,重视儿童的饮食特点,为他们准备的食物应去粗、去刺。老年人进食时要光线充足,食物要煮烂,肉和骨头要分开,进食时不宜太快,要注意力集中,进食时做到细嚼慢咽,细细品尝。

(2)不要为了图"吉祥好运",在饺子、汤圆里面包硬币,准备八宝饭、粽子等黏性比较大的食物时,要把枣核去掉,以免增加误吞风险。

(3)吃饭时注意力集中,不要谈笑嬉戏,尤其是在吃一些带刺或细小骨头的食物,如鱼、鸡、鸭等的时候,以防鱼刺、骨头卡在咽部及食管。尤其是老年人,咽喉部反射功能较差,更易发生误吞。

(4)细嚼慢咽是进食时的重要原则,一方面食物充分咀嚼后有助于减轻胃部负担,帮助消化,更重要的是,未经过充分咀嚼的食物,可能在食管内发生嵌顿,而面条、面饼这些食物,如果过于大口地吞咽,也可能会发生嵌顿。

(5)牙齿脱落较多或用假牙托的老人,尤其应注意损坏的假牙要及时修复,以免进食时松劲、脱落,误吞成为异物。

(6)如有食管基础疾病,如食管癌、食管瘢痕性狭窄等,进食应细嚼慢咽,避免粗糙、质硬食物,食物应切碎,防止发生食物团块阻塞。

(7)看好孩子,保管好"小物件"。对于家中常见的"小物件"如纽扣、电池、螺丝等要放在高处或单独锁起来,避免小朋友误吞。

(杨　嫚　何迎亚)

## (二)胃食管反流病

### 1.什么是胃食管反流病?

胃食管反流病是由胃、十二指肠内容物反流入食管引起的食管黏膜充血、水肿、糜烂等炎症性改变的疾病。通俗来讲就是当胃酸不在胃里好好待着，跑到了食管所造成的一些腐蚀性伤害。因为在消化道里，胃的位置靠下，食管的位置靠上，所以胃酸流向食管，医学术语称为"反流"。胃酸本身是个"好人"，具有杀菌作用，能杀死食物里的细菌，确保胃和肠道的安全，还能增加胃蛋白酶的活性，帮助消化。但是，胃酸又是个特别"有个性"的人，非常不好相处，有强烈的刺激性，只有坚强的胃壁能与它和平共处。一旦胃酸到消化道的其他地方"串门"，邻居们可就遭殃了。尤其是娇嫩的食管，受到胃酸强烈酸性的刺激，食管壁会产生炎症，也就是胃食管反流病。

### 2. 为什么会得胃食管反流病？

简单来讲，就是胃里面的胃酸逆流而上反流到食管里。胃酸为什么会反流到食管呢？消化道上有很多的"阀门"，这些阀门该开的时候要打开，该关的时候要关闭，以保证食物的正常流向。如果胃与食管间的阀门的螺丝松了，阀门关不严，消化道内的压力就会让部分内容物形成反流，流入食管内就会引起胃食管反流病。

### 3. 胃食管反流病的发病原因是什么？

胃食管反流病的本质是原本在胃和十二指肠的食物、胃液、十二指肠液反流进入食管腔内，对食管壁产生刺激形成的不适。

总的来说引起胃食管反流性疾病的因素众多，但是大致可分为两类，第一类是原发性的胃食管反流，在食管与胃交界处有一圈特殊的环形肌肉称为食管下括约肌，它的主要作用是进食的时候舒张，保证食物顺利进入胃里，而食物进入到胃里以后压力增高，就像保安人员一样，只准食物往下走，而不准胃里面的东西返回来。当这个括约肌功能发生障碍时，就像失去了安保作用，胃里面的内容物，主要是胃酸便反流到食管，从而造成胃食管黏膜损伤，通常这一类没有明显的病因，称为原发性胃食管反流。第二类指的是继发性胃食管反流，所谓继发性是指各种外因导致食管下括约肌功能障碍，常见的病因包括食管裂孔疝、先天性食管下段畸形及过度肥胖、腹腔内积水造成的腹内压力过高等。

### 4. 胃食管反流病的主要表现有哪些?

(1)胃灼热:胃食管反流病最常见最具特征的表现,胃灼热感表现在胸骨后有烧灼痛,多在餐后 1 小时出现。尽管胃灼热是反流的主要表现,但其程度并不代表病变的轻重,有时胃灼热很严重,但组织未受到损害。而在严重的反流性食管炎,可无或仅有轻度胃灼热感。

(2)反酸:打嗝伴有酸味或苦味,吐酸水。反酸可与胃灼热同时或先于胃灼热症状 1～2 年出现。

### 5. 夜间咳嗽、食管烧灼是胃食管反流病吗?

夜里睡觉突然会剧烈咳嗽几声,同时伴有胃灼热,这是胃食管反流的气道反应,表现为阵发性咳嗽、反复发作性肺炎、无季节性哮喘等,常在夜间发作,伴有反酸、嗳气、胸骨后烧灼感等,严重者可出现肺间质纤维化。有时以口腔溃疡或咽喉炎为主要表现,但经过抗反流治疗后得到减轻或愈合。

### 6. 胸骨后疼痛也是食管反流引起的吗?

老年人以胸骨后疼痛最多见,发生在餐后,与体位有关,常为胸骨后的烧灼样不适或疼痛,严重时可为剧烈刺痛,可向剑突下、肩胛区、颈部、耳部及臂部放射,酷似心绞痛。多数人由胃灼热发展而来,但仍有部分人无胃灼热、反酸等典型症状。胃食管反流的胸骨后疼痛通常服制酸药可使症状缓解或消失。

### 7. 得了胃食管反流病怎么办?

改变生活方式是胃食管反流病治疗的基础。

(1)进食定时定量,且饮食宜清淡,不要吃刺激性食物,少吃酸性食物及粗粮;要细嚼慢咽,进食软烂的食物。

(2)戒烟、戒酒,控制体重,减少增加腹压的因素,避免穿紧身衣、紧束腰带、饱餐等,避免餐后弯腰、负重物,同时积极治疗便秘、慢性咳嗽等疾病。

(3)要注意心理健康,舒缓心情、不要着急、不要生气很重要! 要随时保持舒畅的心情。精神紧张、生气都易出现反酸、胃灼热等症状。

### 8. 日常生活中如何预防胃食管反流病？（视频：如何预防胃食管反流病）

如何预防
胃食管反
流病

胃食管反流病光靠吃药不能完全治愈，生活中我们养成良好的习惯也可以减轻症状。

（1）别吃太饱。要想不犯胃食管反流病，不能吃得太饱，以七八分饱为宜。过量饮食会加重胃的负担，引起胃的消化功能障碍，使胃排空减慢，食物停留在胃中，胃内压力增高，食物更容易反流到食管。所以，千万不能吃得太饱，以免贲门不堪重负。

（2）晚餐时间的选择尤为重要，胃排空的时间是 3～4 小时，晚餐时间过晚，睡觉时胃内容物尚不能完全排空，一旦平躺，滞留于胃内的食物很容易反流入食管。所以，晚餐距睡觉应至少 3 小时。吃饱后，请记得把腰带松一松，通过减轻腹压来减少胃酸的反流。

（3）少喝粥。因为胃食管反流病是胃酸过多所致，喝粥可能会刺激胃分泌出更多胃酸，所以，胃食管反流病的患者应该选择碱性食物以中和胃酸，比如发面馒头，尤其是碱性大的。苏打水、苏打饼干也可以作为饮料和零食备在身边。

（4）应避免吃过酸、过甜的食物，并于每餐后饮水以冲洗食管。粗糙、辛辣、过硬和过热的食物，如含纤维素较多的蔬菜（芹菜、韭菜等），含辣椒、芥末多的调味品，以及油炸、油煎的食品等，对食管黏膜都是有刺激的。要注意饮食的营养，不必过分限制饮食的种类，软食、少量、多餐。烟、酒精、浓茶、咖啡等可影响溃疡的愈合，所以应加以限制。

### 9. 胃食管反流病诊断的辅助检查方法有哪些？

胃食管反流病有许多检查方法，如钡餐、内镜、核素胃食管反流检查、食管 pH 值监测、食管测压、酸诱发试验等，其中胃镜检查是诊断的金标准。

### 10. 胃食管反流病的治疗方法有哪些？

轻症患者通过改变生活方式来改善反流症状（以下护理篇会介绍），而中至重度患者经改善生活方式无效和伴有并发症如食管溃疡等需要有效抑制胃酸才能有效,抑酸剂可以快速缓解症状,促进破坏的黏膜愈合。如拉唑类的奥美拉唑、泮托拉唑等。

### 11.胃食管反流病患者如何保持正确的睡姿?

很多胃食管反流病的患者都有睡眠障碍,尤其是平躺的时候,因为重力的作用,让更多胃酸更容易流到食管,使烧灼感加重,甚至影响睡眠。试试这2个小妙招。

(1)选用高的枕头,20厘米高度为佳,让头高于胸,形成食管高而胃低的高度差,从而利用重力防止胃酸反流。

(2)如果胃食管反流病发作频繁,睡觉应该选择左侧卧位,因为胃是在身体偏左的位置,左侧卧时,胃的位置会比较低,这是利用重力减少胃酸反流。

### 12.常用口服药物的注意事项有哪些?

应注意口服药物的不良影响,包括胃肠道、神经系统、皮肤及肝等并发症,如腹泻、便秘、腹痛、恶心、呕吐、腹胀等。长期治疗可能出现萎缩性胃炎、头痛;偶见睡眠障碍、感觉异常、眩晕、头晕和嗜睡,皮肤出现皮疹、皮炎、荨麻疹等。

### 13.胃食管反流病患者应尽量避免服用哪些药物?

患有这个疾病的人,不能吃抗胆碱能的药物,不能吃其他如安定、咪唑苯二氮䓬以及羟基安定等药,也不能吃钙通道阻滞剂,比如地尔硫䓬、维拉帕米和硝苯地平等,还不能吃黄嘌呤类的药物,最常见的影响胃食管反流的黄嘌呤类为咖啡因和茶碱。

(杨　嫚　时莉莉)

## (三)巴雷特食管

### 1. 什么是巴雷特食管?

巴雷特(Barrett)食管是指食管下段的鳞状上皮被柱状上皮覆盖。临床上多见于中老年人。巴雷特食管的发病在男性多见,患者仅有食管下段的柱状上皮化生,一般无症状,故大多数患者可终生不出现症状。巴雷特食管的症状主要是胃食管反流及并发症所引起的,典型的胃食管反流症状为胸骨后烧灼感、胸痛及反胃或反酸,部分患者因食管狭窄或癌变出现吞咽困难。

### 2. 得了巴雷特食管严重吗?

鉴于巴雷特食管有发展为食管腺癌的危险性。由于早期发现恶性肿瘤可改善患者生存期,各指南均建议巴雷特食管患者接受内镜随访监测,因此应对巴雷特食管患者定期随访,以便早期发现异型增生和癌变。

### 3. 怎样治疗巴雷特食管? 预后好吗?

酌情采用药物治疗、内镜治疗和手术治疗。质子泵抑制剂(PPIs)为内科治疗首选药物,如奥美拉唑、泮托拉唑、雷贝拉唑、埃索美拉唑等。内镜下消融治疗(EATs)可分为热消融、化学消融和机械消融三大类。

内镜下消融治疗加质子泵抑制剂抑酸治疗是目前治疗巴雷特食管及巴雷特食管伴异型增生的有效方法,使巴雷特食管上皮消失或逆转为鳞状上皮,疗效可达70%～100%,并发症发生率较低。

### 4. 如何预防巴雷特食管?

巴雷特食管真正的发病原因尚不明确,生活中养成良好的习惯可以减少巴雷特食管的发病。

(1)胃食管反流与饮食有关,油腻、高脂肪、高蛋白和粗纤维等难以消化的食物摄入过多,是引发反流的一个重要诱因,吃油腻和难以消化的食物尤其是长期吃这种食品,发生胃食管反流的可能性比较大。

(2)除了油腻食物之外,甜食也容易让人反酸、胃灼热,所以要尽量避免吃过量。

(3)严格戒烟和停止饮酒。

(4)少吃多餐,餐后不宜马上躺下,睡前2~3小时最好不要进食。

(5)如果晚上容易反酸,最好在睡眠时把床头抬高10~20厘米,会有所帮助。

(6)心理因素也十分重要,心理因素对消化系统的影响也十分大,像焦虑、抑郁都会让消化系统出现不良反应,所以在紧张的时候注意缓解压力也同样重要。

(杨　嫚　杨　梦)

## (四)贲门失弛症

### 1. 什么是贲门失弛症?(视频:贲门失弛症)

贲门失弛症

贲门失弛症是指食管功能障碍,导致食物无法正常顺利通过食管而引起一系列症状的疾病。

### 2. 贲门失弛症有什么症状?

常见症状有吞咽困难、胃食管反流症状、胸骨后疼痛、中上腹持续性疼痛、食管体平滑肌部分蠕动停止、食管蠕动功能减弱、胸骨下端压痛、体重减轻。

### 3. 内镜下治疗是贲门失弛症的"终结者"吗?

与外科手术相比,内镜下治疗疗效较好,可减少并发症的发生,但仍需根据患者自身情况综合治疗。

### 4. 内镜下治疗术后该怎样饮食?应注意哪些?

患者手术3周后,每天必须大口喝水。每次餐后必须步行30分钟,这样可以防止瘢痕形成的狭窄,同时在睡眠时最好保持头高脚低位,呈 15°～30°,贲门失弛症手术后切忌吃过冷、过热以及刺激性食物。

(杨 嫚 杨 梦)

## (五)食管癌

### 1. 食管的生理功能有哪些?

食管的生理功能基本上有 3 个:分泌功能、吸收功能和产生压力功能。食管本身的分泌作用很弱,主要分泌黏液在食管腔内。食管的吸收作用仅仅是辅助其他消化道进行吸收。食管的主要功能是产生压力,从而保证整个消化系统功能的正常进行。

### 2. 食管癌的发病原因是什么?

食管癌的具体病因尚不明确,可能与以下因素有关。

(1)饮食和生活方式:食管癌的发病与饮食因素密切相关。吸烟、饮酒、口腔卫生差,进食过热、过快,吃腌制、霉变、辛辣和油炸食品及红肉类,以上均会增加食管癌发生风险。

(2)人口学因素:我国食管癌发病率随年龄增长而逐渐增加。男性患者食管癌的诊断年龄早于女性患者。

(3)家族史和遗传易感性:我国食管癌高发区存在明显的家族聚集现象。

(4)感染因素:人乳头瘤病毒(human papilloma virus,HPV)感染是一些食管癌高发区的重要致病因素,HPV 感染者罹患食管鳞癌的风险较普通人群升高近 3 倍。

(5)其他因素:胃黏膜萎缩患者罹患食管鳞癌的风险较普通人群高 2倍。贲门失弛症患者进展为食管鳞癌的风险是普通人群的 16～33 倍。胼胝症患者食管鳞癌风险增高。另外,1%～4%的食管癌患者有吞服酸、碱等导致的食管腐蚀性损伤病史。

### 3. 食管癌有哪些表现?

早期:常无明显症状,吞咽粗硬食物时可能偶有不适,包括哽噎感,胸骨后烧灼样、针刺样或牵拉摩擦样疼痛。食物通过缓慢或停滞感、异物感。哽噎感、停滞感常通过饮水而缓解或消失。

中晚期:进行性吞咽困难、呛咳、消瘦、呼吸困难、声音嘶哑等。

### 4. 吞咽困难一定是患了食管癌吗?

吞咽困难不是食管癌的特有表现,一些常见的良性疾病,如反流性食管炎、贲门炎、贲门失弛症等也具有吞咽困难的症状。严重的食管炎,由于食管黏膜广泛受损、糜烂,当进食一些较为粗糙的食物时,由于食物与食管壁接触、摩擦,会产生咽下不畅的感觉,甚至是胸骨后疼痛。

### 5. 确诊食管癌需要做哪些检查?

(1)食管造影检查:食管、胃钡餐造影、X射线透视或摄片是诊断食管癌和胃食管交界部肿瘤最常用的方法。

(2)CT检查:胸、腹部CT可辅助判断能否手术切除。

(3)纤维食管镜检查或食管脱落细胞学检查:食管镜检查是食管癌诊断中常规且必不可少的。对于食管脱落细胞学检查阳性,影像学检查无明显阳性发现者必须行食管镜检查。

(4)食管内镜超声检查:是评价食管癌临床分期最重要的检查手段,另外可行定位穿刺组织学检查,对复杂、疑难、常规检查手段难以诊断的患者更具有优势。

### 6. 食管癌是不治之症吗?

早期食管癌及其癌前病变的内镜下切除具有创伤小、并发症少、恢复快、费用低等优点,且两者疗效相当,5年生存率可达95%以上。原则上,无淋巴结转移或淋巴结转移风险极低、残留和复发风险低的病变均适合行内镜下切除术。

### 7. 食管黏膜活检对身体有害吗?

胃镜检查需要根据患者自身情况,部分患者必须做活检进一步明确病理性质。常规活检的深度较浅,通常夹取黏膜层组织,而黏膜层的修复非常快,48~72 小时或者几天可以恢复。所以常规的黏膜活检对患者身体的影响非常小。病变位置较深的患者,常规活检夹取黏膜层不能达到要求,可能要进行深活检明确诊断。深活检有出血或者穿孔的风险。

### 8. 食管癌手术前需要做哪些准备?

(1)呼吸道准备:吸烟者,术前严格戒烟 2 周,练习有效咳嗽和腹式深呼吸,以促进主动排痰。术前痰多的患者,给予雾化吸入,协助排痰。

(2)营养支持:对于能够进食的患者,指导进食高蛋白、高热量、高维生素的饮食;对于有严重吞咽困难的患者,给予流质饮食;对于有严重梗阻,甚至进水有困难的患者,给予静脉高营养,改善其营养状况。

(3)口腔卫生:保持口腔清洁,进食后漱口,并积极治疗口腔疾病。

(4)胃肠道准备:术前禁食 12 小时,禁饮 8 小时。

### 9. 食管癌术后带有哪些引流管?

根治性手术切除伤口多、创伤大,为了减轻手术后的并发症,患者需要插入胃管、十二指肠营养管、胸腔闭式引流管、纵隔引流管、尿管等"多管齐下"。

### 10. 食管癌术后下床活动注意事项有哪些?

食管癌手术创伤大,术后有引流管,下床活动一定要注意避免发生跌倒、脱管等意外。

(1)妥善固定管路,避免管道脱出、打折。

(2)注意循序渐进,逐步增加活动量,以不引起心慌、胸闷为宜。

(3)术后早期不宜下蹲大小便,以免引起直立性低血压或发生意外。

## 11. 胸腔引流管的注意事项有哪些?

(1)保持胸瓶直立,不高于胸部,保持密闭,胸液不可自行倾倒,以免进气,形成气胸。

(2)翻身、坐起时保护好管道,避免脱落、打折。

(3)带管期间不可离开病区,有检查时告知责任护士处理后方可离开。

## 12. 食管癌手术后患者如何管饲饮食?

食管癌手术愈合期大约为 1 周,为了保证患者的营养,有些患者有胃管或肠内营养管帮助补充营养。用营养液要注意以下几点。

(1)营养液应选择高热量、高蛋白、低脂、易消化的无渣流质,如牛奶、橘子汁、鸡汤、鱼汤等,或遵医嘱选用合适的肠内营养制剂。

(2)第一次营养滴注时,滴速宜慢,以每分钟 20~40 滴为宜,并观察有无胃肠道反应。

(3)肠内营养液温度保持在 40 ℃左右,不可低于 38 ℃。

(4)每瓶营养液间隔 1~2 小时滴注,不可持续滴注,以免引起腹胀。

(5)每次滴注后营养管用少许温开水冲洗,避免管道堵塞。

## 13. 食管癌术后常见并发症有哪些? 如何处理?

(1)吻合口瘘:患者出现胸痛、胸闷、呼吸加快、体温升高等症状。处理方法:嘱患者立即禁食;胸腔闭式引流;抗感染治疗及营养支持;加强换药。

(2)乳糜胸:多发生于术后 2~10 日,少数可在 2~3 周后出现。患者出现胸闷、气急、心悸甚至血压下降症状。处理方法:禁食,给予肠外营养支持;诊断明确者,立即进行胸腔闭式引流;需行胸导管结扎术者,积极配合医生完善术前准备。

## 14. 食管癌患者出院后注意事项有哪些?

(1)少量多餐,由稀到稠,逐渐增加进食量,并注意进食后反应;避免进食刺激性食物、碳酸饮料、过硬食物,避免进食过快、过量;餐后取半卧位,以防进食后反流、呕吐。

（2）保证充足睡眠，劳逸结合，逐渐增加活动量。

（3）加强自我观察，若术后 3~4 周出现吞咽困难，可能为吻合口狭窄，应及时就诊。

（4）定期复查，坚持后续化疗。

（丁　倩　白　霞）

# 三、胃疾病护理

胃连接着食管和小肠,是消化食物的主要场所,就像一个化学加工厂一样,吃进来的食物通过吞咽和食管蠕动,会被送到胃内与胃液和消化酶充分混合、发酵,分解成小食团,从而被人体吸收利用。

## (一)急性胃炎

### 1.什么是急性胃炎?

如果我们进食了被细菌毒素污染的不洁食物或者吞食强酸、强碱,再或者大量饮酒后,我们的胃黏膜就会受到损伤,这时候就有可能会患上急性胃炎。

### 2.我的胃为什么会"发炎"?

大家都知道病从口入,除了烟酒、辛辣刺激与不规律饮食之外,主要有以下几个病因。

(1)临床最常见的就是幽门螺杆菌感染相关性胃炎,这种细菌长着小尾巴——鞭毛。它进入我们的胃后会依靠鞭毛的推进作用定居在胃窦上皮细胞及胃黏液层这片安全地带,既可以躲过胃酸的腐蚀,又可逃过机体免疫的清除。幽门螺杆菌产生的尿素酶可以分解尿素,产生碱性物质氨来中和反渗入黏液的胃酸,更有利于细菌的生长和繁殖,使得炎症慢性化。大多患者都对这种细菌感到异常紧张,一旦查出,就想尽快清除,因为许多文章把它归为胃癌的罪魁祸首。当然不可否认,幽门螺杆菌与胃癌有着密切关系,但是由胃炎进展到胃癌也是一个漫长的过程,并不只是单单靠一种细菌就能造成最终结果。

（2）再来就是由十二指肠胃反流造成的,胆汁与肠液反流入胃后会破坏胃黏膜屏障,促使氢离子及胃蛋白酶反向弥散至黏膜内引起一系列病理反应,导致浅表性胃炎。

（3）循环代谢也是不能忽视的部分,我们常常能在心功能与肾功能异常的患者身上见到消化不良的症状,这又是为什么呢? 充血性心力衰竭或门静脉高压时,使胃长期处于淤血和缺氧状态,导致胃黏膜屏障功能减弱,胃酸分泌减少,细菌大量繁殖,容易造成胃黏膜炎性损害。慢性肾衰竭时,尿素从胃肠道排出增多,经细菌或肠道水解酶作用产生碳酸铵和氨,对胃黏膜产生刺激性损害,导致胃黏膜充血水肿,甚至糜烂。

（4）我们的胃是功能强大却又异常脆弱的一个器官,除了外来的有害因素会伤害它,我们的精神也在时时刻刻影响着它,此时再琢磨"为伊消得人憔悴",是不是又多了层意蕴呢? 长期处于精神紧张、忧虑或抑郁状态,可引起全身交感神经和副交感神经功能失衡,导致胃黏膜血管舒缩功能紊乱,造成胃黏膜血流量减少,就像肥沃的土地少了水源,胃黏膜的屏障功能下降而形成慢性炎症反应。所以良好的心情、健康的精神状态是当之无愧的良药。

综上所述,幽门螺杆菌感染是慢性胃炎最主要的原因,长期饮浓茶、烈酒、咖啡,食用过热、过冷、过于粗糙的食物,服用大量非甾体抗炎药如阿司匹林等可损伤胃黏膜,易发生胃炎。十二指肠胃反流、紧张的情绪或焦虑、抑郁都是胃炎的诱发原因。

### 3. 急性胃炎的发病原因有哪些?

（1）酒精:酒精具有亲脂性和溶脂性,可以破坏黏膜屏障,从而引起上皮细胞损害,导致黏膜内出血和水肿。

（2）药物:非甾体抗炎药、抗肿瘤药、氯化钾口服液或铁剂削弱对胃黏膜的保护,从而引起浅表黏膜损伤和黏膜下出血。

（3）应激:严重的脏器疾病、大手术、大面积烧伤、休克、精神心理因素等。

（4）急性感染及病原体毒素:细菌、病毒、寄生虫、毒素。

（5）血管因素:老年动脉硬化、腹腔动脉栓塞治疗后。

### 4. 急性胃炎的临床症状有哪些?

临床上以感染或进食了被细菌毒素污染的食物后所致的急性单纯性胃炎为多见。一般起病较急,在进食污染食物后数小时至 24 小时发病,症状轻重不一,表现为中上腹不适、疼痛,甚至剧烈的腹部绞痛,厌食、恶心、呕吐,因常伴有肠炎而有腹泻,大便呈水样,严重者可有发热、呕血和(或)便血、脱水、休克和酸中毒等症状。因饮酒、刺激性食物和药物引起的急性单纯性胃炎多表现为上腹部胀满不适、疼痛,食欲减退、恶心、呕吐等消化不良症状,症状轻重不一,伴肠炎者可出现发热、中下腹绞痛、腹泻等症状。体检有上腹部或脐周压痛,肠鸣音亢进。

### 5. 急性胃炎会发展成慢性胃炎吗?

急性胃炎和慢性胃炎是两个不同概念,它们发病原因不同,表现和造成的后果均不相同。换句话说,急性胃炎不一定会引起慢性胃炎,而慢性胃炎也不一定都是由急性胃炎发展而来。

### 6. 急性胃炎饮食应注意什么?

急性胃炎时患者的饮食是否正确会直接影响患者的病情。

(1)急性发作时应进食流质饮食,如米汤、面汤、藕粉、薄面汤等,待病情缓解后,可逐步过渡到半渣半流质饮食,如稀米粥,尽量少用产气及含脂肪多的食物,如牛奶、豆浆、蔗糖等。

(2)禁用各种酒类及含酒精的饮料和产气饮料,如汽水、碳酸饮料等;禁食过热、过冷的食物和辛辣、刺激性的调味品,如热茶、热饮、冷饮、辣椒、咖喱、醋、胡椒等;减少食用兴奋性食品,如浓茶、咖啡、可可等。

(3)为减轻胃的负担,应少食多餐,每日进餐 5 ~ 7 次。

(4)减少对胃的刺激,尽可能多采用蒸、煮、烩、氽、炖等烹调方法,以利于消化吸收。

### 7. 什么是慢性胃炎?

随着生活节奏的加快,越来越多的人似乎都患上了胃病,每天加班又推不掉饭局的你是否也经常感到肚子胀、不消化呢？民以食为天，这影响吃饭的大问题可不容小觑。到医院检查的你拿着胃镜单心里难免生出来许多问号：什么是慢性胃炎？什么原因造成了这种疾病？它是否严重？应该怎么治疗？平时需要注意些什么？

慢性胃炎主要是胃黏膜上皮受到各种致病因子如药物、微生物、毒素等的反复侵袭，发生慢性持续性炎症病变。虽然病因不明，但病理过程基本相似，即由轻到重，由浅表到萎缩，呈进行性发展。可分为慢性非萎缩性胃炎和慢性萎缩性胃炎。其中慢性浅表性胃炎就属于慢性非萎缩性胃炎中最轻微的一种。

### 8. 萎缩性胃炎是慢性胃炎吗？

萎缩性胃炎是一种慢性胃炎。如果把胃黏膜比喻为土壤，萎缩性胃炎患者的胃就像水土流失，在各种原因的影响下胃黏膜变薄，胃黏膜颜色改变、血管显露，胃酸分泌减少，消化功能减弱……总而言之，你的胃"老了"。毕竟你的胃不停地工作，几十年如一日，任劳任怨，自然不可能青春永驻。

### 9. 哪些症状提示你可能得了慢性胃炎？

慢性胃炎病程迁延，进展缓慢，大多数患者无明显症状。可表现为中上腹不适、饱胀、钝痛、烧灼痛等，也可呈食欲缺乏、嗳气、反酸、恶心等消化不良症状。

个别慢性胃炎患者长期食欲下降，造成进食量少，可引起贫血。常常伴有全身衰弱、精神萎靡、疲软、体重减轻、贫血，一般消化道症状较少。

### 10. 慢性胃炎的原因有哪些？

（1）幽门螺杆菌感染：①幽门螺杆菌有鞭毛，在胃内穿过黏液层，移向胃黏膜。②另外，幽门螺杆菌有黏附素能贴紧上皮细胞表面繁衍，不易去除。③有尿素酶，能分解尿素产生 $NH_3$，既能保持细菌周围的中性环境，又能损伤上皮细胞膜。④细菌毒素相关基因蛋白能引起强烈的炎症反应。⑤菌体细胞壁可作为抗原产生免疫反应。

（2）饮食和环境因素：刺激性物质，长期饮烈性酒、浓茶、浓咖啡等刺激性物质，可破坏胃黏膜保护屏障而发生胃炎；饮食中高盐，缺乏新鲜蔬菜、水果与胃黏膜萎缩、肠化生及胃癌的发生关系密切。

（3）自身免疫功能低下。

（4）十二指肠液反流：幽门括约肌松弛，会使十二指肠液反流，削弱胃黏膜屏障，使胃液中的氢离子反弥散进入胃黏膜而引起炎症。

其他的还包括：环境变化（如环境改变、气候变化，人若不能在短时间内适应，就可引起支配胃的神经功能紊乱，胃液分泌和胃的运动便不协调，产生胃炎），长期精神紧张，生活不规律等。

### 11. 慢性胃炎有哪些类型？

慢性浅表性胃炎是慢性胃炎中最常见的类型。表现为上腹疼痛，疼痛多数无规律、腹胀、嗳气、反复出血等。其他还包括慢性萎缩性胃炎、慢性糜烂性胃炎、小儿慢性胃炎、老年人慢性胃炎等。

### 12. 得了慢性胃炎怎么办？

先说要吃：俗话说得好，早晨要吃好，中午要吃饱，晚上要吃少，这才是健康的饮食之道。早晨要吃得丰富，中午要吃得比较多，晚上要少吃一点。虽说这都知道，也经常听别人这样说，但这真的很重要。早餐的鸡蛋必不可少，建议搭配一些小萝卜，开胃醒脾，可以吃烧饼，不要吃油条、油饼之类的，喝豆腐脑不如喝粥和豆浆。中午的肉类多吃一些牛肉，蔬菜可以考虑胡萝卜、番茄、土豆及各种新鲜的绿叶菜。晚餐推荐豆粥，加入薏苡仁、山药和红枣有利于慢性胃炎的恢复。

然后不能吃：必要的"忌口"更重要！不要吸烟、酗酒，不要长期大量饮用浓茶、咖啡等对胃有刺激性的饮品，以免伤害胃黏膜。

最后还要"动起来"：要多运动！没有什么特殊限制，只要是喜欢的运动就是合适的。但要注意，运动时间要在餐后 2 小时以后，每周运动 2 次。当然运动强度还是要根据年龄和体质综合考虑。

### 13. 胃炎与胃癌有什么关系?

并不是胃炎的症状越重,胃炎也越重,急性胃炎常见的可以分为单纯性和糜烂性,前者主要表现为上腹部不适、疼痛、厌食和恶心、呕吐;后者虽然没有前者症状重,但是会有消化道出血表现,可表现为呕血和黑便。胃炎和胃癌还是有很大区别的,急性胃炎不会发展成为胃癌。

急性胃炎和慢性胃炎是两个不同概念,它们发病原因不同,表现和造成的后果均不相同。换句话说,急性胃炎不一定会引起慢性胃炎,而慢性胃炎也不一定都是由急性胃炎发展而来。

### 14. 急慢性胃炎的临床辅助检查有哪些?

(1)实验室检查:感染因素引起者末梢血白细胞计数一般轻度增高,中性粒细胞比例增高;伴肠炎者大便常规检查可见少量黏液及红细胞、白细胞,大便培养可检出病原菌。

(2)其他辅助检查:内镜检查可见胃黏膜明显充血、水肿,有时见糜烂及出血点,黏膜表面覆盖黏稠的炎性渗出物和黏液。但内镜不必作为常规检查。

### 15. 急、慢性胃炎的治疗方法有哪些?

应去除病因,卧床休息,停止进食一切对胃有刺激的食物或药物,给予清淡饮食,必要时禁食,多饮水,腹泻较重时可饮糖盐水;针对不同的症状进行治疗,腹痛者可行局部热敷,疼痛剧烈者给予解痉止痛药,如阿托品、复方颠茄片、山莨菪碱等,剧烈呕吐时可注射甲氧氯普胺(胃复安),必要时给予口服 $H_2$ 受体拮抗剂,如西咪替丁、雷尼替丁,减少胃酸分泌,以减轻黏膜炎症;也可应用铝碳酸镁或硫糖铝等抗酸药或黏膜保护药,由细菌引起尤其伴腹泻者,可选用小檗碱(黄连素)、呋喃唑酮(痢特灵)、磺胺类制剂、诺氟沙星(氟哌酸)等喹诺酮制剂、庆大霉素等抗菌药物。

### 16. 急慢性胃炎在日常饮食上有哪些注意事项?

胃炎发病多与饮食有关,饮食应该注意清洁卫生,禁忌油腻辛辣以及刺激性食物,饮食最好以易消化的清淡食物为主。如蔬菜、鱼肉、面食等,多食用富含蛋白质的食物。

治疗胃炎,要从饮食开始,一日三餐要定时定量,不能感觉饿了才吃,健康饮食是胃病治疗的首要措施。如果胃不舒服,可是适当服用一些保护胃黏膜的药物,胃炎吃药是首选。

在治疗胃炎的同时,要注意保护胃黏膜,不要吃对胃有较大刺激的食物,如果一边治疗一边损坏,是得不到想要的治疗效果的。

注意饮食卫生,在夏、秋两季尤其重要,不吃不干净的食品,平日要避免吃对胃刺激性过大的食物,多吃容易消化的食物,并要充分咀嚼,禁烟、酒,尤其是已有胃病的人,要力戒烟酒。

## 17. 生活中如何"保卫"我的胃?(视频:如何"保卫"我的胃)

如何"保卫"
我的胃

患慢性胃炎需服药的人群应根据医嘱服用抑酸剂或胃黏膜保护药。

(1)预防

1)慢性胃炎者,除了进行必要的针对性治疗外,还应重视在日常生活中的护养。俗话说"知己知彼,方能百战百胜",在这些慢性病的治疗中我们首先要了解这种疾病的原因,避免诱发因素,养成饮食生活规律的习惯,合理安排工作和休息。

2)嗜酒者应戒酒,防止酒精反复多次损伤"胃黏膜家族中的大小细胞"。

3)注意饮食卫生。胃的慢性病变大多是因致病因素的长期存在或对胃部的反复损伤所致,而其中多数因素是由饮食、起居或情志不良等所诱发。所以说,对于慢性胃炎的预防与调养应从平时的生活起居做起。

(2)调养

1)饮食调节:烹饪食材时可选择蒸、煮、汆等方式,食物宜软烂而易消化,应尽量避免进食粗糙的食物以减轻胃黏膜在消化过程中的负担和损伤,使胃黏膜得到充分休息而使病变部位得以修复,在急性发作阶段更宜如此。若胃痛等症状持续存在,应以流质或半流质食物为主,如粥、煮烂的面条、藕粉、牛奶等,病情稳定期可食用富含维生素和优质蛋白质的食物如新鲜的水果、蔬菜、肉、蛋、奶等。

2）情绪调节：大喜、大怒、过度悲伤、过度忧虑、感到惊恐等都能累及脾胃，影响其正常功能。所以，对于慢性胃炎患者来讲，保持良好的精神状态具有十分重要的意义。

3）生活调节：慢性胃炎者大多数存在脾胃气血亏虚等情况。所以起居应正常，不能太劳累，要尽量避免熬夜。

（杨　嫚　何迎亚）

## （二）胃石症

### 1. 什么是胃石症?

胃石是指进食某些食物或药物后在胃内聚集形成的特殊凝固物或硬块，既不能被消化也不能顺利排入肠道。根据胃石的成因可分为植物性胃石、动物性胃石、药物性胃石及混合性胃石，胃石的发病率约为 0.4%，我国以植物性胃石为主，好发于秋冬季节。植物性胃石主要由于食入各种难以消化的水果、蔬菜、植物纤维等与胃酸作用后凝集成块。

胃石症患者中90%是女性，此外异食癖患者也是易发人群，毛发胃石症多见于儿童缺乏微量元素引起的"异食癖"。

### 2. 胃里为什么会长"石头"?（视频：胃里为什么会长"石头"）

植物性胃石多数因空腹进食大量富含鞣酸和果胶的柿子、黑枣、山楂、石榴引起，而未成熟或未脱涩的果实或果皮中鞣酸含量更高。在胃酸作用下，鞣酸与食物中的蛋白质结合形成不溶于水的沉淀物（即鞣酸蛋白），沉淀在胃内。同时水果中的果胶、树胶遇酸也可发生凝结，并将果皮、纤维及食物残渣胶着在一起形成凝块，许多凝块可互相黏结积聚形成巨大团块状的胃石。若上述食物与鱼、虾、螃蟹等高蛋白食物一同食用，会增加胃石发生的风险。胃石进一步进展，胃石表面的鞣酸等物质，在胃酸作用下进一步结合沉淀，使胃石表面硬度越来越高。

胃里为什么会长"石头"

### 3. 胃石症分为哪几种类型?

(1)植物性胃石:柿子中含有鞣酸及树胶、果胶,在胃酸作用下鞣酸与蛋白质结合成鞣酸蛋白,后者与果胶、树胶及纤维素黏合在一起而形成胃柿石。

(2)毛石:毛发进入胃内附着于黏膜而不易排出,反复食入,因互相交织缠绕而形成发球。

(3)乳酸石:多见于高浓度奶喂养的低体重新生儿,低体重新生儿胃运动功能弱,高浓度奶可在胃内形成乳酸胃石。

### 4. 胃石症有哪些临床症状?

胃石症易发生在胃大部切除术、迷走神经切断术、胃轻瘫综合征患者,可能与这部分患者胃运动功能紊乱有关。可分为急性及慢性两型。病程在6个月以内为急性,超过6个月为慢性,以急性者多见。急性型在大量吃柿子、山楂等 1~2 小时即出现症状,半数以上患者有上腹部疼痛胀满、恶心、呕吐,一般呕吐量不多,可有咖啡色或血性物,而大量呕血少见。由于胃石对局部黏膜造成的刺激和损伤,常并发胃溃疡、胃黏膜糜烂、幽门梗阻、肠梗阻,偶有穿孔及腹膜炎。体查时大约有 30% 的病例于上腹部可触及移动性包块,一般无明显压痛。

### 5. 胃石症的并发症有哪些?

临床上常见的并发症为浅表性胃炎和胃溃疡,其发病率均为 60% ~ 70%。患者若合并胃炎、胃溃疡、胃出血或幽门梗阻,则可有反复腹痛或呕血、呕吐等相应的临床表现。偶有大出血、穿孔或胃石进入肠道引起肠梗阻者,其临床症状体征更为明显而严重。

### 6. 胃里长"石头"了怎么办?

胃石治疗的方法颇多,根据胃石的性质、患者的身体状况和医院的设备条件等具体情况而决定采用哪种治疗措施。得了胃石症,要到医院进行 X 射线、纤维内镜 B 超检查,查明结石的大小、位置、性质。医生根据检查确定给予药物治疗、手法碎石疗法、X射线下网套碎石法、纤维内镜下碎石、体外冲击波碎石术治疗、外科手术治疗。

### 7.可乐消除胃结石可靠吗?

可乐的配料表上标注的主要配料包括水、果葡糖浆、白砂糖、食品添加剂(二氧化碳、焦糖色、磷酸、咖啡因)、食用香精。由于其中的磷酸可以和单质磷结合,也可与钙结合,能有效破坏植物石的聚合物质,故多年来一直被许多专家讨论其可能消融植物性胃石。在国外,也有一些相关的报道。可乐治疗植物性胃石的方法有口服、鼻饲灌洗、辅助胃镜下取石。但是,得了植物性胃石不能随便喝可乐,原因是胃石在胃里四处滚动,常常将胃壁损伤,造成胃溃疡,而碳酸饮料又恰恰是胃溃疡的禁忌,大口喝下去很容易造成胃穿孔。

(杨　嫚　李　楠)

## (三)胃、十二指肠溃疡

消化性溃疡是临床上的一种常见病、多发病,可发生于任何年龄,但以青壮年居多,且男性多于女性。消化性溃疡的形成与胃酸和胃蛋白酶的消化作用有关,是指在各种致病因子的作用下,胃黏膜中的"细胞成员"发生的炎症反应和坏死。消化性溃疡分为胃溃疡与十二指肠溃疡。

### 1.什么是胃、十二指肠溃疡?

胃溃疡是指胃黏膜在某种情况下被胃中的消化液消化而造成的溃疡。胃溃疡的发病以保护因素削弱为主,如胃黏膜屏障的破坏、胃黏膜血液循环和上皮细胞更新障碍、前列腺素的缺乏、吸烟、幽门螺杆菌的感染等。形象地来说,我们把胃比作一个"布袋","布袋"周围的"布"就是胃壁,当胃壁分泌的酸性物质过多或者"布袋"本身质量较差时,"布袋"里层部分区域就会因磨损而变薄,从里面看"布袋"的四周会有一个或多个小坑。这些小坑就类似于我们平时所说的胃溃疡。

十二指肠溃疡的发病以损害因素的作用为主,如胃酸、胃蛋白酶的影响,神经系统和内分泌紊乱,胃泌素过量分泌,饮食不洁或失调,药物不良反应等。

## 2. 哪类人群容易患十二指肠溃疡?

十二指肠溃疡是指发生在十二指肠的慢性消化性溃疡,是常见的胃肠道疾病,而且是众多胃肠道疾病中相对比较顽固的一种,易多次复发。据统计约有10%的人一生患过此病,此病多发于冬春季节,男性患病率明显高于女性,这是因为男性往往工作压力大,且更喜欢吸烟、饮酒等。因为症状总是容易反反复复,让患者感到痛苦不堪,对于多数患者来说,真的搞不明白自己肠胃明明是好好的,怎么就突然之间患上十二指肠溃疡。其实,诱发十二指肠溃疡的因素是比较多的,比如幽门螺杆菌的感染,一些抗血小板药物(阿司匹林)或止痛、退热药物的应用,甚至是不良饮食习惯或者长期处于精神紧张、焦虑时,都会诱发十二指肠溃疡。

## 3. 为什么会发生胃、十二指肠溃疡?

胃、十二指肠溃疡的发生是多种因素相互作用的结果,随着医学的发展、研究的深入,发现胃溃疡和十二指肠溃疡有很多不同之处。

(1)胃溃疡的发病主要是胃黏膜屏障功能的减弱,如果将胃黏膜屏障等防御因子比喻为"屋顶",胃酸、胃蛋白酶原等攻击因子比喻为"酸雨",屋顶遇上虽然不大的"酸雨"或过强的"酸雨"腐蚀了正常的屋顶都可能导致溃疡发生。

(2)十二指肠溃疡发病的主要原因是胃酸持续增高,如果把溃疡病的发生看作一场攻与守的决斗,那么进攻一方就是胃酸,防守一方就是消化道黏膜。当胃酸打败了消化道黏膜,突破了防守的屏障,那么人就会患溃疡病;当消化道黏膜打败了胃酸,守住了防守的屏障,人就会保持健康。也就是说,胃溃疡的发生是因为防守一方减弱,而十二指肠溃疡是因为进攻一方增强。

### 4. 胃溃疡发病原因是什么?

胃溃疡的发生有很多因素,总结如下。

(1)幽门螺杆菌感染:幽门螺杆菌是唯一可以在胃酸里面生活的细菌,是胃溃疡发生的主要病因,幽门螺杆菌可以破坏胃的黏膜,可导致胃炎、胃溃疡(出血、穿孔),甚至胃癌。患者有胃炎和胃溃疡时查$^{13}$C呼气试验可以检测幽门螺杆菌是否感染。建议家庭成员中有一人明确感染的,其他家庭成员要排查是否被感染。

(2)药物:长期口服止痛及抗血小板药(如阿司匹林)、糖皮质激素、氯吡格雷、化疗药物、双磷酸盐、西罗莫司等药物都对胃黏膜有害,易发生溃疡。所以平时吃药一定要谨遵医嘱,不要随便吃药。临床上经常有患者因胃痛吃止痛药,最终导致胃穿孔,可见这是非常危险的。

(3)不良的生活习惯:长期抽烟和饮酒,吸进去的烟雾也会进入到胃里面,导致胃黏膜的损害。喝酒,特别是高浓度的烈性酒,酒精可导致胃黏膜损伤,加重胃溃疡的症状。与此同时,暴饮暴食、喜辛辣食物等都是对自己胃黏膜不负责任的行为。

(4)遗传易感性:部分胃溃疡患者家族中不止一人正在患胃溃疡或者既往患过胃溃疡,提示胃溃疡可能与遗传有关。

(5)精神因素:如遇到重大心理问题或身体的休克、创伤、手术后和严重全身性感染、长期精神紧张、焦虑或情绪波动等可诱发应激胃溃疡发生。

### 5. 为什么要警惕周期性的上腹部疼痛?

应激性溃疡泛指发生的急性胃炎,多伴有出血症状,是一种急性胃黏膜病变。

胃溃疡病程时间长,呈周期性、节律性上腹部疼痛。其中节律性疼痛是十二指肠溃疡和胃溃疡疼痛的一大特点。

(1)十二指肠溃疡疼痛常常发生于餐前,上午11:00或下午16:00,进餐后消失;餐后疼痛消失往往是酸被食物缓冲中和的结果。夜间痛在十二指肠溃疡患者中也较常见,夜间痛常发生于凌晨1:00~2:00,服用抗酸药或进食疼痛可缓解,这与十二指肠溃疡患者胃酸分泌特点有关,胃酸分泌高峰在凌晨1:00~2:00,其后胃酸分泌减少,清晨时达最低水平。

(2)胃溃疡的发病规律常与季节变化、精神因素、饮食、长期服用抗炎药有关。胃溃疡疼痛多在剑突下或上腹部。呈烧灼性钝痛或餐后疼痛,疼痛可因服用制酸剂而缓解,也有部分患者无任何临床表现,因出现上消化道出血等并发症而发现。胃镜检查是诊断胃溃疡最简单可靠和首选的诊断方法。

## 6. 如何识别我得了胃溃疡?

如果你经常出现以下症状,那么就要往胃溃疡上想一想了。

(1)疼痛部位在上腹中部,稍偏左或偏右,也就是老百姓常说的"心口疼"。

(2)疼痛一般不剧烈,比较轻,能够耐受,是一种隐痛、钝痛、胀痛或烧灼痛,也有患者自我反映是"饿得胃痛"。

(3)疼痛的发作与进食密切相关。多在餐后1小时内出现,经过1~2小时能够自行逐渐缓解。夜里很少会痛。除了胃痛外,胃溃疡也会引起反酸、嗳气、胃灼热、腹胀、恶心、呕吐、食欲缺乏等消化科"通用"症状。

最后多说一句,一部分胃溃疡患者什么症状也没有,这些人的溃疡病要么一辈子没发现,要么体检时偶然发现,要么一上来就出现胃出血、胃穿孔等这些要命的并发症。

## 7. 胃溃疡会发生癌变吗?

中年以上的胃溃疡患者出现下列情况,均应警惕胃溃疡癌变的可能性。

(1)严格内科治疗4~6周,症状无好转者。

(2)无并发症而疼痛的节律消失,食欲减退、体重明显减轻者。

(3)大便隐血试验持续阳性并出现贫血。

(4)胃镜检查或X射线检查不能排除恶变者。

以上人群均需应定期复查。

## 8. 得了胃溃疡会有哪些严重后果?

(1)出血:当胃溃疡这个小坑向周围扩大或者向深部浸润时就会破坏周围胃黏膜内的血管,导致出血,根据出血的严重程度,可表现为黑便或者呕血。严重的情况,可出现大出血、失血性休克,如果治疗不及时,有可能危及生命。

(2)穿孔:当胃溃疡继续向深部浸润造成胃壁出现缺口时,患者会突然出现上腹部刀割样疼痛,持续而加剧,最后全腹疼痛,这提示胃溃疡穿孔。

(3)幽门梗阻:一些溃疡发生在较窄的胃出口部位,溃疡导致的水肿或溃疡愈合后遗留的瘢痕可能会导致狭窄的胃出口更狭窄从而梗阻。表现为明显上腹胀痛,餐后加重,呕吐后腹痛可稍缓解,呕吐物可为近几天的食物。

(4)癌变:对于胃溃疡会不会由良性进展成恶性想必是大家最关心的问题,这种概率很低,约<1%胃溃疡可能癌变。十二指肠球部溃疡不会发生癌变。

## 9. 得了胃、十二指肠溃疡怎么办?

非药物治疗即重视日常生活。消除不利诱因的存在,注意休息,保持乐观的情绪、规律的生活,避免过度紧张与劳累。

(1)烹饪方式以蒸、烧、炒、炖等为主。应选择易消化,含足够能量、蛋白质的食物,如稀饭、细面条、奶、软米饭、豆浆、鸡蛋、瘦肉、豆腐和豆制品;还应选择富含维生素 A、维生素 C 和 B 族维生素的食物,如新鲜蔬菜和水果等。这些食物可以增强机体抵抗力,有助于修复受损的组织和促进溃疡愈合。同时吃饭定时定量,细嚼慢咽,保持精神愉快。

(2)脾胃虚寒的胃溃疡患者,可适当多吃偏热性的食物,例如羊肉、核桃等。为避免大便干燥,可吃些琼脂、香蕉、蜂蜜等能润肠的食物。

(3)饮食禁忌黑名单:煎、炸、烟熏等方式烹制的菜不易消化,在胃内停留时间较长,影响溃疡面愈合。含粗纤维较多的芹菜、韭菜、豆芽、腊肉、鱼干及各种粗粮,不仅粗糙不易消化,而且还会引起胃液大量分泌,加重胃的负担。饮酒、浓茶和咖啡会刺激胃黏膜。冰冻和过热饮食会刺激胃黏膜。

酸辣、过咸及含大量味精的食物会刺激胃酸分泌,加重溃疡。

长期以来,牛奶一直被视为极佳的胃酸缓冲剂,可用来缓解溃疡疼痛。但现在牛奶的反效果已经被证实,它虽可暂时缓冲胃酸,但稍后,牛奶里的钙和蛋白质会刺激更多的胃酸分泌,使胃更不舒服。

### 10. 老年人的消化性溃疡有什么特点?

老年性消化性溃疡系指年龄在 60 岁(或 65 岁)以上老年人的消化性溃疡。老年性消化性溃疡病的症状不典型,大量出血、幽门梗阻和急性穿孔等并发症的发生率较年轻者高。

### 11. 消化性溃疡的辅助检查有哪些?

①内镜检查:不论选用纤维胃镜或电子胃镜,均是确诊消化性溃疡的主要方法。②X 射线钡餐检查:消化性溃疡的主要 X 射线下征象是壁龛或龛影,是钡悬液填充溃疡的凹陷部分所造成,在正面观,龛影呈圆形或椭圆形,边缘整齐。③幽门螺杆菌感染的检测及胃液分析。

### 12. 消化性溃疡的治疗方法有哪些?

当溃疡活动期,症状较重时,卧床休息几天乃至 1~2 周。对少数伴有焦虑、紧张、失眠等症状的患者,可短期使用一些镇静药或安定剂。停用诱发或引起溃疡病加重或并发出血的有关药物,包括:①水杨酸盐及非类固醇抗炎药(NSAIDs);②肾上腺皮质激素;③利血平等。如果因风湿病或类风湿病必须用上述药物,应当尽量采用肠溶剂型或小剂量间断应用,同时进行充分的抗酸治疗和使用黏膜保护剂。

### 13. 消化性溃疡患者的饮食注意事项有哪些?

无不良刺激作用食物能抑制及中和胃酸分泌,有利症状减轻和溃疡的愈合。尽可能选用营养丰富的食物,养成良好的饮食习惯,饮食以面食为主;避免刺激性饮食,如浓茶、咖啡、辛辣和油炸食物,以及烟、酒类;在烹调方法上应以蒸、煮、烩、炖为主,煎炸、烟熏、腌腊、生拌等不易消化或在胃内停留时间较长,增加胃的负担,不宜多吃。

消化性溃疡出血时要禁食,禁食期是避免让患者的溃疡面受到食物的刺激,尽可能减少胃肠蠕动,同时降低胃酸分泌的刺激。

### 14. 消化性溃疡患者的用药注意事项有哪些?

消化性溃疡患者,药物治疗时间比较长,应严格遵照医嘱完成疗程,患者不能够擅自使用能损伤胃黏膜的非甾体抗炎药、糖皮质激素、利血平等药物。精神因素对于消化性溃疡的发生和发展,都有重要的影响,因此需要注意保持乐观情绪,规律生活,劳逸结合,避免过度的精神紧张。消化性溃疡患者,在用药期间应监测病情变化,如注意观察大便的颜色以及早发现消化道出血的征象。

### 15. 幽门螺杆菌是胃溃疡的主要原因吗?怎样治疗幽门螺杆菌?（视频:幽门螺杆菌）

幽门螺杆菌是一种螺旋形、微厌氧,唯一可以在胃酸里面生活的细菌,是胃溃疡发生的主要病因,幽门螺杆菌可以破坏胃的黏膜,可导致胃炎、胃溃疡(出血、穿孔),甚至胃癌。

幽门螺杆菌

目前根治幽门螺杆菌采用四联疗法:双联抗生素、质子泵抑制剂、铋剂。

(1)常用的抗生素有克拉霉素、阿莫西林等;质子泵抑制剂常用的有奥美拉唑、埃索美拉唑等;铋剂常用的有枸橼酸铋钾、果胶铋等。

(2)四联必须按时用药 2 周,如果有胃溃疡可延长质子泵抑制剂和铋剂至 1 个月。完全停药后 1 个月复查 $^{13}C$ 呼气试验。

### 17. 怎样预防幽门螺杆菌感染?（视频:怎样预防幽门螺杆菌感染）

怎样预防幽门螺杆菌感染

对于幽门螺杆菌预防比较重要,一定要避免传染(视频:幽门螺杆菌是如何传播的)。幽门螺杆菌可以通过口部传染,所以人们在吃饭时要用公筷,不要使用别人用过的筷子,如果家里有人去检查身体,检查出来患有幽门螺杆菌,要将这个人所使用过的餐具进行消毒,并且不能够让患者用自己的筷子去碗里面夹菜。除此之外,还要拒绝吃一切没有煮熟的东西,生吃膳食是有可能会感染上幽门螺杆菌的。什么东西生吃都有可能会将一些病菌吃到自己的肚子里面,有些人认为只要是吃素,那么吃生的也是可以的,其实这样的想法是错误的,因为这些东西上面也有可能会有幽门螺杆菌。

幽门螺杆菌是如何传播的

如何远离消化性溃疡

## 18. 如何远离消化性溃疡?(视频:如何远离消化性溃疡)

生活节奏的加快,人们整天只忙于工作,而忽视正常的饮食规律,我们要调整自己的生活习惯,远离消化性溃疡的发生。

(1)预防和治疗幽门螺杆菌:进餐时使用公筷,不将食物嚼碎了喂小孩,餐具要定时消毒,高温可以杀灭幽门螺杆菌,用沸水煮沸 10 ~ 15 分钟即可。用餐时不可互相夹菜、不可互用水杯和碗筷;个人的生活用品一定要分开使用,不要共用牙刷、牙膏、碗筷、水杯等;多锻炼身体,提高自身免疫力。

(2)平时饮食要有规律,每天早中晚饭都要按时吃,每天早上最好在七八点钟的时候吃饭,如果吃饭过晚,容易患胆结石一类的疾病,如果长期早上不吃早饭,由于胃内食物已经排空,胃酸只能消化胃黏膜,造成胃黏膜的损害,出现溃疡。少吃刺激性的食物,如辣椒,在空腹的时候最好不要吃辣椒,因为辣椒能刺激人的胃黏膜,促使胃的壁细胞分泌胃酸,过多的胃酸能够消化胃黏膜,造成胃黏膜的损害,对于喜欢吃辣椒的人,要吃点饭以后再吃,不让辣椒直接接触胃黏膜,避免胃黏膜的损害。

(3)心情要愉快,心胸要宽阔,因为如果心情不愉快,迷走神经会兴奋,导致胃酸分泌过多,损害胃黏膜,造成胃黏膜损害,长期下去,容易形成消化性溃疡。

(4)尽量少饮酒,因为酒精会直接损害胃黏膜,长期大量的饮酒,会引起胃出血,严重者出现胃穿孔,引起急、慢性腹膜炎,如果不及时抢救,很可能会危及生命。所以在平时生活中我们可以少量喝一些酒,因为少量饮酒可以促进消化吸收功能,并且在饮酒之前,适当地吃一些食物。

(5)如果我们因为某些疾病要吃药时,对于刺激胃的药物,最好饭后吃,如果饭前吃药,药物会直接接触胃黏膜,造成胃黏膜的损害。另外,我们在服药时,一定要用水送服,不要直接吞服,因为这样药物直接接触食管、胃黏膜,有的药物对食管、胃黏膜有腐蚀作用,时间久了,会出现食管、胃的溃疡。

(杨　嫚　王柳芳　高远征)

## (四)胃癌

### 1.胃癌的发病原因有哪些?

胃癌的发病原因有很多,目前被发现的有下面几种。

(1)饮食因素和环境因素:亚硝酸盐含量高、烟熏、烤炙、腌制食品;胃癌多发于高纬度地区。

(2)幽门螺杆菌阳性。

(3)遗传因素。

(4)癌前病变:胃肠上皮化生、胃黏膜上皮异型增生、慢性萎缩性胃炎、胃溃疡、胃息肉。

(5)吸烟或长期精神紧张、压抑。

### 2.胃癌有哪些表现?

胃癌早期包括0期及1期的a、b期,均预后较好,早期会有消化道反应症状。

(1)初期:上腹部饱腹感,常伴有嗳气和恶心。出现不明原因上腹部不适或疼痛。甚至有胃溃疡。

(2)厌食感。

(3)黑便:因病变破坏小血管所致。

(4)进展期胃癌:病变由小到大,由浅到深,当发展扩大,浸润穿透浆膜而侵犯胰腺或横结肠系膜时,可出现持续性剧烈疼痛,并向腰背部放射。

### 3.确诊胃癌需要做哪些检查?

(1)胃镜:能够获取局部胃黏膜组织做诊断。

（2）钡餐造影：体质较虚弱或年纪较大患者，能够做大致判断，但不能做病理检查。

（3）胃镜超声：性质不明确。

（4）ECT 检查。

（5）检测肿瘤标志物。

## 4. 胃癌的治疗方法有哪些?

（1）手术：根治胃癌首选方法。

（2）放、化疗。

（3）腹腔热灌注：应用高温液体及药物杀死癌细胞。

## 5. 胃癌手术需要做哪些术前准备?

胃癌手术是开放性创伤手术，需要做一系列术前准备。

（1）术前 1～2 天进无渣饮食。

（2）术前晚给予口服灌肠药物。

（3）备皮：将手术部位体毛剔去。

（4）给予心理指导，消除紧张心理。

（5）戒烟，纠正营养不良。

（6）训练患者术后床上大小便能力，鼓励咳嗽，防止肺部及伤口感染。

## 6. 胃癌的术后护理?

术后正确的护理方法，有效减轻患者痛苦，让患者早日康复。

（1）检测患者生命体征，预防早期出血。

（2）鼓励患者深呼吸，协助患者排痰，减少术后肺部并发症。

（3）疏导患者心理状况。

（4）观察胃管是否通畅，并观察抽出胃液的颜色、性状、量。

（5）观察患者患处引流管是否通畅，是否脱出，观察颜色、性状、量。

（6）术后禁食水，直至肠鸣音恢复，肛门排气，夹闭胃管试饮水，无腹胀、腹痛可少量饮水，次日进少量流质饮食，每日少食多餐。

（7）禁食期间应注意补液,对于贫血及低蛋白血症给予输血。

（8）疼痛护理:观察患者是否疼痛,给予干预。

### 7. 胃癌如何预防?

预防为主,早发现、早治疗,是我们减少癌症发病、延长生命的关键。

（1）注意生活规律,饮食合理搭配。

（2）尽量避免接触致癌因素,有效预防癌症发生。

（3）时刻保持心情放松,避免熬夜等不良习惯。

（4）定期胃镜检查,排除癌症可能。

### 8. 哪些人应该做胃癌筛查?

（1）有胃癌、食管癌家族史者。

（2）有慢性萎缩性胃炎、胃息肉、消化道溃疡等病史。

（3）喜食烫、辣、熏烤、硬质等刺激性食物,有饮食不规律、长期缺乏新鲜蔬菜、饮食不洁等不良饮食习惯。

（4）抽烟、酗酒,年龄>40岁。

（5）抑郁、焦虑、精神压力大。

筛查项目:胃镜、胃蛋白酶原检测、幽门螺杆菌检测、肿瘤标记物联合检测。根据检查结果定期复查。

## （五）无痛电子胃镜

### 1. 什么是胃镜检查?（视频:胃镜检查）

胃镜检查是利用一条直径约1厘米的黑色塑胶包裹光纤的细长管子,前端装有微型摄像机,由嘴中伸入受检者的食管→胃→十二指肠,凭借前端光源发出的强光,让医师清楚地观察上消化道内各部位的状况,全程检查时间约10分钟,若需要取活检送病理检查,则需15～20分钟。

胃镜检查

### 2. 什么是无痛电子胃镜?

无痛电子胃镜是通过使用麻醉药物引起中枢抑制,从而进入短暂的睡眠状态。借助一条直径约 1 厘米的黑色塑胶包裹导光纤的细长管子伸入胃中，医生可以直接观察食管、胃和十二指肠的病变，尤其是微小的病变。必要时，可由胃镜上的小洞伸入夹子做病理切片检查。

### 3. 哪些人需要做胃镜检查？

（1）出现不明原因的上消化道症状。

（2）不明原因的上消化道出血。

（3）已确诊的上消化道病变，需随访复查或进行治疗者。

（4）上消化道手术后仍有症状需确诊者。

（5）治疗性内镜包括食管、胃内异物夹取、息肉切除，电凝止血，胃、食管黏膜剥离术等。

（6）常规体检。

### 4. 哪些人不能做无痛电子胃镜？

无痛电子胃镜需要全麻，因此有一定的麻醉风险，有些人不能做。

（1）严重心、肺疾病，如严重心律失常、心力衰竭、严重呼吸衰竭及支气管哮喘发作等。

（2）各种原因所致休克、昏迷等危重状态。

（3）急性食管、胃十二指肠穿孔，腐蚀性食管炎的急性期。

（4）神志不清、精神失常不能配合检查者。

（5）严重咽喉部疾病、主动脉瘤及严重的颈胸段脊柱畸形等。

### 5. 无痛电子胃镜检查前需要注意什么呢？

为了保证做胃镜时更加清晰，减少误差，胃镜前要做好准备。

（1）胃镜检查前需禁食 8 小时，检查前需禁水 2 小时，避免麻醉时引起误吸、呛咳等。

（2）如患者有胃排空功能障碍或胃潴留，应适当延长禁食、禁水时间，必要时行气管插管以保护气道。

（3）胃镜检查前一天晚上应进食流质饮食，如米粥等，22 点后不再进食。

### 6. 无痛电子胃镜检查后需要注意什么？（视频：胃镜检查的注意事项）

胃镜后因麻醉、活检等因素，一定要注意以下几点，保证患者安全。

（1）检查后应在医院观察30分钟后再离开，坐起时感觉有无头晕、四肢无力的症状，防止跌倒等意外事件的发生。

（2）麻醉作用消失后，可先饮少量水，如无呛咳可进食。当天饮食以流质、半流质为宜。

（3）胃镜取活检的患者应根据医嘱4~6小时以后再进食温凉流质或半流质饮食。

（4）检查后少数患者出现咽痛、咽喉部异物感，嘱患者不要用力咳嗽，以免损伤喉部黏膜。检查后1周内应密切观察患者有无消化道穿孔、出血、感染等并发症，一旦发现及时去医院检查。

（5）胃镜检查术后3小时内需有人陪伴，检查后当天不骑车、不驾车、不从事高空作业或操作重型机械等危险工作。

胃镜检查的注意事项

### 7. 哪些患者做胃镜时需要做活检？

病理组织学检查是诊断恶性肿瘤的"金标准"。在胃镜检查过程中，对于某些不典型病变或者目视诊断恶性疾病者，需要进行胃黏膜组织病理学检查，为诊断提供依据。

### 8. 钡餐和胃镜有必要同时做吗？

上消化道钡餐检查是一种口服硫酸钡在X射线照射下检查胃肠的方法，主要检查咽、食管、胃、十二指肠病变如肿瘤、炎症、异物、憩室、瘘管、畸形等。而胃镜也同样可检查上述部位病变，同时更容易发现一些X射线钡餐造影难以查出的微小病变，如胃、十二指肠黏膜的炎症，浅表或愈合期的溃疡，小的息肉及肿瘤等，都能在镜下一目了然。但是，胃镜对某些食管、胃及十二指肠的形态和功能上的异常显得无能为力，而钡餐等X射线检查在此时则可大显身手，例如食管贲门失弛症、原发性弥漫性食管痉挛、食管裂孔疝、食管形态异常、食管自发性破裂和穿孔、胃黏膜脱垂症、胃下垂、瀑布胃、胃和十二指肠先天性畸形等。另外，上消化道钡餐可以帮助做胃镜的医生了解上消化道情况，明确检查的重点和目的，以便做胃镜时高度注意可能发生病变的部位，提高诊断准确性。因此，只有将 X 射线钡餐和胃镜密切配合，才能更好地为人们服务。

（杨　嫚　高远征）

# 四、肠道疾病护理

## (一)肠易激综合征

### 1. 什么是肠易激综合征?

肠易激综合征会出现腹痛或腹部不适,以排便习惯改变为特点,是一种常见的功能性肠病。有些人表现为便秘,有些人表现为腹泻,在西方发达国家患病率为 10% ~ 20% ,在中国肠易激患者占消化内科门诊量 40% 左右。患者以中青年居多,老年人初次发病少见,女性比男性多见。

### 2. 肠易激综合征的原因有哪些?

难道肠易激综合征是瘟疫不成? 为什么这么的人容易患肠易激综合征呢? 它的病因很复杂:遗传、心理异常、肠道感染、炎症反应、食物不耐受、肠道菌群紊乱等都会导致肠易激综合征。根据排便特点和粪便的性状可分为腹泻型、便秘型和混合型。西方国家便秘型多见,中国则以腹泻型为主。

### 3. 肠易激综合征具体表现是什么?

有不同程度的腹痛、腹胀,部位不定,以下腹和左下腹多见,排便后或排气后缓解。腹泻型肠易激综合征常排便较急,粪便呈糊状或稀水样,一般每日 3 ~ 5 次,少数严重发作期可达十余次。可带有黏液,无脓血。部分人有消化不良、失眠、焦虑、抑郁、头晕、头痛等精神症状。

### 4. 什么样的人会得肠易激综合征?

(1)胃肠动力学异常:这些人经常会出现便秘、腹痛。

(2)内脏感觉异常:医学研究发现,肠易激综合征的人对胃肠道充盈扩张、肠道平滑肌收缩等生理现象敏感性增强,易产生腹胀、腹痛。

(3)肠道感染治愈后:其发病与感染的严重性及应用抗生素时间均有一定相关性。

(4)胃肠道激素:研究还发现某些肠道肽类激素等可能与肠易激综合征症状有关。

(5)精神心理障碍:大量调查表明,焦虑、抑郁的人发病都显著高于正常人。

### 5.一会儿腹泻一会儿便秘就是肠易激综合征吗?

首先要排除是否有器质性病变如肠癌等引起的大便不规律。确实是在最近 6 个月内,至少 12 周出现腹痛或腹部不适的情况,而且排便后改善,要么伴有排便次数的改变那么考虑为肠易激综合征。

### 6.总跑厕所真麻烦,肠易激综合征可以治好吗?

一般来说,本病与情绪的关系比较大,现在社会工作、生活压力都很大,我们要消除自己的顾虑,增加自我对疾病的认识,减少心理负担,适当地舒缓工作压力,症状就明显好转了。

经过饮食调整大部分轻度的肠易激综合征患者可以缓解。一些肠道微生物制剂如双歧杆菌、乳酸杆菌等药物也可以纠正。

### 7.肠易激综合征的肠道有什么样的变化?

肠易激综合征为一种与胃肠功能改变有关,以慢性或复发性腹痛、腹泻、排便习惯和大便性状异常为主要症状的疾病,肠道并没有发生结构和生化的异常。

### 8.考试前或情绪紧张时总喜欢跑厕所是肠易激综合征吗?

我们管这种情况叫作"精神性腹泻"。在日常生活中,由于压力过大、精神紧张、焦虑引起肠道运动和分泌吸收功能紊乱,从而导致"肠易激综合征"

发生。

我们的胃肠道是非常敏感的器官,如果受到刺激,极有可能导致胃肠肌肉不正常地运动和收缩,也就是拉肚子,排便次数增加,这样的功能性肠病就是肠易激综合征。

### 9.肠易激综合征的患者都会有不同程度的腹痛吗?

肠易激综合征主要症状是腹部疼痛,因为肠易激综合征患者的肠道没有发生结构性问题,所以有些患者认为这些症状是"精神性问题",这一观点并不正确,疼痛、不适和腹胀这些症状是真实存在的。

### 10.肠易激综合征严重吗?

肠易激综合征在临床当中也叫结肠激惹综合征,是一种良性疾病,属于功能性疾病的范畴,不危及生命,预后良好。由于其是慢性病的症状,很容易掩盖新发生的肠道恶性病变,因此肠易激综合征患者应随时提高警惕,如有明显的消瘦、贫血、便血、大便性状的改变等消化道肿瘤报警症状,应及时就医。

### 11.肠易激综合征会不治而愈吗?

肠易激综合征是一种功能性的肠病,没有器质性病变,通过饮食调节、保持情绪的稳定、养成良好的生活习惯,可以预防肠易激综合征的发生。

### 12.肠易激综合征对生活会有哪些影响?

肠易激综合征虽不致命,但反复发作的腹部不适严重影响患者的情绪和生活质量,"关键时刻掉链子"的例子也不在少数。不敢长途旅行、不敢出席长时间会议、关键时刻还总是控制不住地想去厕所,这些说不出口的烦恼,让许多患者困惑不已。很多时候,功能性疾病带来的心理负担远远超过疾病本身的危害。

### 13.得了肠易激综合征后有哪些治疗方法?

肠易激综合征治疗取决于症状类型、症状严重程度以及日常生活的影响。没有适用于所有患者的治疗方法。患者可以通过日记记录（记录症状、排便习惯、进食食物、日常活动等）、限制服用诱发症状的食物（咖啡、酒精、高脂食物、豆类等）。口服药物治疗和改变生活方式来控制肠易激综合征的症状。

肠易激综合征情况因人而异，目前未明确有任何药物可以真正有效地根治该疾病。

### 14. 哪些不良的生活习惯容易使肠易激综合征复发？

患者不良的饮食习惯，如服用产气食物（豆类和卷心菜）、咖啡因、酒精、糖果等；负面的情绪、压力都会诱发肠易激综合征复发。

### 15. 肠易激综合征患者饮食上应该注意什么？

进食规律，定时定量，少食多餐。首先进餐时间如下。早餐：早上 6 点半到 8 点半；午餐：上午 11 点半到下午 1 点半；晚餐：下午 6 点半到晚上 8 点半。其次进食量早：中：晚＝3：4：3。最后要避免过度节食或暴饮暴食，避免漏餐。

饮食宜清淡易消化，高脂肪的食物比如快餐、油炸食物等都不宜多吃，建议大家烹饪菜肴的时候尽量少油，采取蒸、煮、焖、炖等方式。

养成良好卫生的习惯：勤洗手，外出就餐自带餐具，不吃腐烂变质的食物，出现不适症状立即就医。

科学进食做到四忌：忌生冷刺激性食物，忌过度饮酒和咖啡因的摄入，忌大量精细加工面粉和人工食物（如方便面、火腿肠、饼干等），忌大量进食产气食物（如红薯、土豆、芋头、南瓜等）。

### 16. 精神心理障碍对肠易激综合征的影响有多大？

压力、焦虑和肠易激综合征之间的关系，谁最先发生尚不完全明确，但研究表明，这些情况可以同时存在。肠易激综合征的患者对情绪问题会更加敏感，压力和焦虑可能使大脑更多地关注于结肠痉挛，引起不适。

## 17. 怀疑得了肠易激综合征后怎么办?

诊断肠易激综合征必须排除其他疾病例如肿瘤、炎症性肠病等的存在,尤其是对伴有消瘦、黑便、贫血等症状及年龄较大、首次发病的患者,出现症状后要及时就医,进行相关检查予以排除其他健康问题,同时要连续观察此病症状 6 个月,最终进行确诊,不能轻易考虑功能紊乱的诊断。

## 18. 肠易激综合征有腹泻或便秘症状时应如何应对?

平时生活中保持良好的情绪,心胸宽广,听听音乐,看看笑话,和知己聊天。存在严重焦虑、抑郁等心理障碍者,可在医生指导下适当服用抗焦虑、抗抑郁的药物。

要养成良好的生活习惯,不过度劳累,晚上一定要睡好觉。不吸烟、嗜酒,合理饮食,要少吃太甜、太酸、太辣的食物。平时要注意哪些食物可能吃了就肚子不舒服、引起大便的不规律,今后要避免再食用。

## 19. 喝酸奶能够改善所有便秘吗?

酸奶里有活益生菌,这些益生菌可以调节肠道菌群,改善肠道功能,但益生菌不受热,会被胃酸、抗生素杀死。

对于器质性病变引起的便秘,如肠梗阻、脑梗死后便秘、盆底肌障碍等,酸奶是解决不了问题的,所以喝酸奶能改善所有便秘是错误的,只有喝含有活益生菌的酸奶才能对功能性便秘有效,所以大家都喝对了吗?

(徐　辉　彭丽芳)

## (二)溃疡性结肠炎

### 1. 什么是溃疡性结肠炎?

顾名思义,溃疡性结肠炎就是结肠发生溃疡,并伴有腹泻、脓血便、腹痛等症状的肠道炎症性疾病。主要侵袭直肠、乙状结肠及左半结肠,严重者可波及全结肠。不同体质症状差异较大,症状较轻的患者仅表现为腹泻,一天数次,症状较重的患者可发生血便、毒血症等。

### 2. 脓血便就是溃疡性结肠炎吗?

许多消化性疾病都有脓血便,而反复发作的腹泻、黏液脓血便及腹痛是溃疡性结肠炎的主要表现。一般发作与缓解交替,少数可能会出现持续并逐渐加重的情况。严重程度跟疾病分型及分期等有关。如果我们在生活中发现大便带血、带脓一定要及时去医院就医。

### 3. 溃疡性结肠炎是什么原因引起的?

溃疡性结肠炎为自身免疫性疾病,其发病的原因不明确,目前认为与环境因素、遗传因素、感染因素、精神因素和自身免疫有关。

溃疡性结肠炎患者的直系亲属、经常处于焦虑或者抑郁状态的人群、有肠道感染的人群都易得溃疡性结肠炎。

### 4. 溃疡性结肠炎能治好吗?

目前认为,溃疡性结肠炎是一种终身性疾病,但不必沮丧,虽然无法根治,却可以在生命的大部分时间里过正常的生活,当然前提是得配合医生和药师的治疗,特别是在不可忽视的非发病期的维持治疗。据报道:不坚持服药的疾病复发风险是坚持服药患者的 5 倍以上。

### 5. 溃疡性结肠炎会癌变吗?

一般来讲,溃疡性结肠炎的患者,结直肠发生癌变的概率要高于正常人,尤其是广泛性结肠炎还有幼年起病而病程漫长者。目前并没有确切的数据表明癌变率有多高,但是国外有研究报道起病 20 年和 30 年后癌变率将逐年增高。

### 6. 溃疡性结肠炎什么时候需要手术治疗?

溃疡性结肠炎的治疗主要取决于疾病的严重程度,少数患者症状较为持久且严重,有以下情况时,可能需要手术治疗。

(1)产生结直肠癌变。

(2)时间非常长,治疗效果不理想而严重影响生活质量。

(3)虽然使用激素可控制病情但应用激素不良反应太大不能耐受。

(4)并发大出血、肠穿孔、重型患者特别是合并中毒性巨结肠经内科积极治疗无效且伴严重毒血症状者。

## 7. 治疗溃疡性结肠炎的激素常有哪些副作用?

在治疗溃疡性结肠炎方面,激素功不可没! 但事物往往具有两面性。就像一般人所担忧的那样,激素也有许多副作用。特别是长期大量使用激素会带来不小的副作用。

(1)最容易被发现的就是我们的外表改变,"满月脸""水牛背"、多毛、皮肤变薄,一看就知道在服用激素。

(2)如果说外表还能忍一忍的话,那么内在的一些问题更会引起医生的关注:长时间使用激素可能会诱发或加重感染,溃疡病,诱发高血压和动脉硬化,高血糖,骨质疏松,肌肉萎缩,伤口愈合延缓,股骨头坏死等。所以在服用激素治疗期间,一定要遵医嘱按时到院复查。

(3)自古就有鱼与熊掌不可兼得之说。在激素的使用上,对医生来说要严格掌握其适应证;对患者来说,有时它是一种无可替代的药品,合理地使用、严密地观察监测可以将它的副作用尽可能降低。

## 8. 溃疡性结肠炎患者应该怎么安排自己的生活?

溃疡性结肠炎患者要树立信心,以平和的心态应对疾病,不应将此病作为阻碍自己享受生活的绊脚石。患者要自觉配合治疗,同时合理休息与活动。在急性发作期或病情严重时均应卧床休息,缓解期适当休息,注意劳逸结合。

不要随意更换药物或停药。要能识别药物的不良反应,出现异常情况如疲乏、头痛、发热、手脚发麻、排尿不畅等症状要及时就诊,以免耽误病情。

## 9. 饮食禁忌那么多, 到底能吃什么、不能吃什么?

平衡膳食是件很棘手的事情! 大多数专家表示, 只要条件允许, 溃疡性结肠炎患者应尝试均衡饮食, 如肉类(瘦肉、鱼肉、禽肉)、低脂肪乳制品类、面包、麦片和全谷物(糯米、粳米)、水果和蔬菜(马齿苋、薏苡仁、乌梅、苹果、荔枝、莲子、藕、菠菜、胡萝卜)、健康脂肪(植物油)、益生菌补充剂(酸奶)等。

中国美食品种繁多、琳琅满目, 有些食物服用后可能会加重患者病情, 如芹菜、韭菜、白薯等粗纤维食物;洋葱、大蒜、萝卜等易胀气的食物;牛奶、鸡蛋等易过敏性食物;油炸食品、生冷海鲜、烟酒、冷饮等。所以不是所有美食都可以尽情享用的。

同时患者可以记饮食日记, 这样让生活井然有序, 记录使用每种食物后的感觉, 包括好的感觉和不好的感觉, 有助于对自己的状况进行追踪了解, 并可照此调节饮食计划。

## 10. 溃疡性结肠炎的典型症状是什么?

溃疡性结肠炎的主要的症状是脓血便、大便次数增多、腹泻, 部分患者可能会出现发热, 还有一部分患者可能会出现胃肠道以外的症状, 如关节痛、皮肤红斑炎、眼睛的结膜炎等。

溃疡性结肠炎患者一般会有腹痛, 大多是轻度或者中度的腹痛, 疼痛的部位一般位于左下腹, 一般是阵发性疼痛, 有时候疼痛可涉及整个腹部, 有疼痛—便意—便后缓解的规律。

中、重型患者活动期有低热或中等度的发热, 高热提示有并发症或急性爆发型。

## 11. 如何鉴别大便是否是黏液脓血便?

脓血便指的是大便中混有浓状物质及血液, 若我们吃完西瓜、火龙果等红色水果后排出的大便呈红色, 这种不属于脓血便;若排便后发现血不跟大便混在一起, 只是附在大便表面或部分偏离, 甚至便后滴血, 这种也不属于脓血便, 可能是患了痔疮。再次提醒患者若发现大便性状及颜色改变, 要及时就医,进行诊断。

### 12. 溃疡性结肠炎什么情况下会出现"里急后重感"？

"里急后重"是医学术语,形容拉肚子时的一种症状。"里急"是指肚子里面的内急,一阵一阵的肠痉挛既疼痛又想大便。"后重"是指大便刺激肛门时产生的便意,实际上根本没有什么大便了,因为基本上都拉完了,即使拉出来也只是水样便或极少量的伴有脓血样的大便,但是患者一直有"里急后重"的感觉,老觉得想拉,就一直在厕所不敢出来。溃疡性结肠炎病变累及乙状结肠时可引起"里急后重感"。

### 13. 溃疡性结肠炎的临床辅助检查方法有哪些?

溃疡性结肠炎因病因不明,确诊是否患上溃疡性结肠炎,我们需要进行一系列检查,包括以下几个方面。

(1)血液检查:血红蛋白下降、中性粒细胞增多、血小板增多、红细胞沉降率加快和 C 反应蛋白增高是活动期的标准。

(2)粪便检查:至少连续 3 次进行粪便培养,找阿米巴、粪便集卵检查。

(3)自身抗检测:外周型抗中性粒细胞胞质抗体是溃疡性结肠炎的相对特异性抗体。

(4)结肠镜检查:是本病诊断与鉴别诊断的重要手段之一。

(5)X 射线、CT、MRI 辅助检查。

### 14. 得了溃疡性结肠炎怎么办?（视频:溃疡性结肠炎患者的生活护理）

结肠镜下检查黏膜组织活检是诊断该疾病的重要检查方法。

溃疡性结肠炎的治疗包括药物治疗、饮食调整或手术治疗;但前两者只能缓解患者的症状达不到根治的效果,其中药物治疗包括磺胺类药物、皮质类固醇、免疫抑制剂、生物制剂。

手术治疗:根据患者的病情,进行外科手术切除部分或全部结肠。

溃疡性结肠炎患者的生活护理

### 15. 溃疡性结肠炎治疗期间的饮食应注意什么?

#### (视频:溃疡性结肠炎患者的饮食护理)

溃疡性结肠炎患者的饮食护理

溃疡性结肠炎对患者的饮食要求特别细致,要精心安排饮食,可以帮助患者早日康复。

(1)供给足够的热量、蛋白质、无机盐和维生素,就能避免出现营养不良性低蛋白血症,以增强体质,利于病情缓解。

(2)应避免食用刺激性和纤维多的食物,如辣椒、芥末等辛辣食物,以及白薯、萝卜、芹菜等多渣食物。疾病发作时,应忌生食蔬菜、水果及带刺激性的葱、姜、蒜等调味品。刀工要细,不要用大块肉烹调,要经常用碎肉、肉丁、肉丝、肉末和蒸蛋羹、煮鸡蛋等形式。尽量限制食物纤维,如韭菜、萝卜、芹菜等。

(3)腹泻时不宜吃多油食品及油炸食品,烹调各种菜肴应尽量少油,并经常采用蒸、煮、焖、汆、炖、水滑等方法。可用红茶、焦米粥汤等收敛饮料,加餐宜少量多餐,增加营养。

(4)急性发作或手术前后采用流食或少渣半流食,食物内容:米汤、蒸蛋、藕粉、牛奶一般不主张采用。必须禁用蔬菜、水果,可将之制成菜水、菜泥、果汁、果泥、果冻等食用。少渣半流食可选用含优质蛋白的鱼肉、瘦肉、蛋类制成软而少油的食物,如汆鱼丸、芙蓉粥、鸡丝龙须面及面包。

(5)需要调整饮食,比如改为半流质饮食、流质饮食等,少食多餐(平均每隔2~3小时进餐一次,或者每天5~6餐),它可以减轻肠道负担,利于摄入食物的消化。

(6)学会使用高压锅。经过高压锅煮肉类和蔬菜,其能够被煮透、煮烂,其中的纤维被破坏,从而使肠道更容易接受。

### 16. 柳氮磺吡啶药物的口服注意事项有哪些?

在服用药物治疗溃疡性结肠炎时,除了观察用药的效果,同时服药时要注意以下几点。

(1)服用柳氮磺吡啶药物可引起肾脏的损害,所以服药期间多饮水,保持排尿通畅,防止结晶尿的发生。

(2)对磺胺类药物过敏的患者不宜服用此药。

(3)夜间停药间隔不可超过 8 小时。

(4)对有胃肠道反应的患者,可以小剂量多次服用,或者每小时服用一次,同时可餐后服用以减少胃肠道刺激。

## 17.溃疡性结肠炎应怎样保持精神愉快?

溃疡性结肠炎病程长、恢复慢而且大便经常带血,因此很多患者会感到焦虑和紧张。这种紧张情况反过来会加重病情,因此,患者要消除不良心理、增强治疗信心,通过松弛疗法,如听音乐、练习气功、打太极拳等有规律的运动,使情绪得到缓解,思想得到放松,以促使疾病康复。

## 18.腹泻症状的患者需要哪些护理?

(1)皮肤护理:首先排便后选用吸水性强的软布擦拭(禁用卫生纸,因卫生纸增加摩擦引起肛周不适),再用热毛巾擦拭肛周;如果你发现肛门发红,可涂少量软膏类抗生素。另外注意个人手卫生,饭前便后勤洗手。

(2)饮食的指导:腹泻急性期时候,应禁食,让肠道充分的休息,在此期间可以选择静脉补液补充营养,防止脱水;随着排便次数的减少,可以服用大米粥、藕粉、烂面条等易消化的半流质食物,少量多餐,增加营养。

## 19.溃疡性结肠炎患者可以做哪些锻炼?

由于长期腹泻、腹痛及营养不良等症状,患者经常会感觉疲惫,难以进行高强度的体力活动,长期下去会导致心血管容量降低、肌肉功能受损以及继发性骨质疏松。溃疡性结肠炎的患者可以进行提肛训练,一提一放为一次,做完30 次后再进行揉腹按摩200 次,每日3 次;同时进行咀嚼训练,促进胃激素的产生,帮助恢复肠道功能。可以制订体育锻炼方案,如散步、慢跑、打太极等等活动,遵循"劳逸结合"原则,运动强度和时间不可超过患者最大耐受性。

(杨　嫚　彭丽芳)

## （三）克罗恩病

### 1. 什么是克罗恩病?

克罗恩病是一种原因不明的肠道炎症性疾病,在胃肠道的任何部位均可发生,可能与环境、感染、遗传、免疫有一定关系。

### 2. 克罗恩病和溃疡性结肠炎有什么区别?

二者都属于炎症性肠病,但也有各自的特点。溃疡性结肠炎脓血便多见,而克罗恩病则以腹痛为最常见表现,脓血便少见。二者的肠镜结果可见:溃疡性结肠炎多累及直肠,病变呈连续性,溃疡较浅,很少引起肠道狭窄;而克罗恩病以回盲部多见,病变之间有正常黏膜,若把肠黏膜比作土地,病变比作鹅卵石,则克罗恩病肠镜下表现呈"铺路石"样改变,"石头"并非无缝衔接,中间还有"土壤",此外克罗恩病溃疡深,因此肠道狭窄甚至肠梗阻的概率增大。

### 3. 克罗恩病容易复发该怎么办?

我们一定要认识到克罗恩病是一个慢性病,在治疗中即使出现了波动,也要有信心,调节好自己的情绪;不要因为疾病造成焦虑紧张,反而加重病情。克罗恩病是可以控制好的,可以不影响正常的生活与工作。针对服用药物无法缓解的患者,我们可以进行手术缓解症状,但是手术无法治愈。克罗恩病做过手术的患者中,约50%的患者在5年左右的时间内复发,患者术后可以使用一些治疗克罗恩病的药物,降低复发率。

### 4. 按溃疡性结肠炎治疗克罗恩病对病情影响大吗?

溃疡性结肠炎跟克罗恩病都是炎症性肠病,虽然理论上存在一定不同,但实际工作中有时很难区分,尤其是不典型病例,存在10%的误诊率。目前,有中间型炎症性肠病的叫法,初期无法确定疾病类型,最后根据病变或者治疗过程的变化再确定到底是属于克罗恩病还是溃疡性结肠炎。治疗炎症性肠病的大体原则是差不多的,能够及时确诊,再做治疗固然最好,但不少的炎症性肠病是在治疗过程中不断修正,逐渐明确诊断,再随着病情的变化而不断调整用药。

### 5.服用免疫抑制剂后症状消失可以自行停药吗?

对于激素治疗无效或依赖的患者,加用免疫抑制剂后可逐渐减少激素用量甚至停用激素。但该类药物显效时间为3~6个月,维持用药可至3年或以上。自行停药可致治疗失败,增加其复发风险。免疫抑制剂严重不良反应是白细胞减少等骨髓移植表现,因此应在医生指导下服药,并定期监测血常规等指标。

### 6.克罗恩病的病因有哪些?

导致克罗恩病的病因尚不明确,当人体免疫系统对肠道中的正常细菌产生异常反应时,可能导致克罗恩病。

### 7.克罗恩病的典型症状是什么?

典型症状:肚脐周围或右下腹痛、压痛;腹泻、黏液便或血便;发热、消瘦、贫血、营养不良;腹内肿块、肛门周围病变、渐进的肠梗阻;肠壁或腹壁窦道、肛周瘘管等。克罗恩病的腹痛疼痛特点规律:疼痛—进食加重—便后缓解。

患者腹泻可能达到每天10~12次,有些患者常因夜间醒来上厕所而困扰,同时克罗恩病会导致血便,通常为黏液性血便,但不是每个患者都有此症状。

### 8.克罗恩病的并发症有哪些?

克罗恩病的并发症包括肛裂、瘘管、肠梗阻、溃疡、营养不良、身体其他部位(如皮肤、眼睛或关节)疼痛肿胀和发热等。

### 9.克罗恩病的治疗方法有哪些?

对于克罗恩病,目前并没有治愈方法,但治疗可以缓解患者的症状并帮助患者改善生活质量,积极的生活。分为药物治疗和手术治疗。

(1)药物治疗:克罗恩病药物治疗分为两个阶段。第一个阶段的目的是消除肠道的炎症,缓解症状,第二个阶段的目的是避免症状的复发。治疗克罗恩病的药物主要分为五大类。①5-氨基水杨酸,治疗中度克罗恩病,有助于控制胃肠道内壁的炎症。②抗生素,有助于感染部位的愈合。③皮质类固醇,快速起效的强效药物,通常是小剂量短期使用,会引起严重的并发症。④免疫调节剂,需要服用 3 个月或更长的时间才有效。⑤生物制剂,适用于中到重度克罗恩病。

(2)手术治疗:针对服用药物无法缓解的患者,建议进行手术治疗,这可能是长期缓解症状的最佳选择。

### 10. 克罗恩病急性期的饮食注意事项有哪些?

在发作急性期,患者可以服用柔软、温和的流质食物,流质食物可以让肠道得到休息,有助于缓解克罗恩病的症状。同时急性期避免进食酒类、碳酸饮料、咖啡、茶、巧克力、高脂肪食物(油炸食物)、高纤维食物(芹菜、菠萝、香蕉等)、产气的食物(扁豆、黄豆、豆科蔬菜、卷心菜、西蓝花等)、辛辣食品、生的瓜果蔬菜、全麦和麦麸、红肉和猪肉等。

### 11. 克罗恩病缓解期的日常饮食注意事项有哪些?

缓解期的患者可以服用低渣饮食,对于低位小肠狭窄的患者,低纤维少渣饮食可能有助于缓解腹痛、腹部痉挛和腹泻,降低部分患者的排便次数。可进食的低渣食物有烤面包片、燕麦粥、牛奶(除乳糖不耐症者,引起腹泻和痉挛)、煮熟的新鲜蔬菜、牛肉、羊肉、鸡肉、过滤的蔬菜汁、没有种子或果肉的果汁等。同时患者可以记录每日服用的食物,记录每天吃的食物有助于确定"罪魁祸首"——诱发症状的食物,避免这些食物(尤其是在疾病的急性期)可以更好地控制症状。

### 12. 服用激素类药物的注意事项有哪些?

服用激素类药物治疗克罗恩病需要一次连续服用几周或几个月,常见的副作用有满月脸、体重增加、痤疮、盗汗等,长期服用还会出现高血压、高血脂、骨质疏松或骨骼脆弱易碎等,其中类固醇药物会抑制免疫系统,使身体更难抵抗感染。随着服用药物的减量,大多数副作用在减量后会自行缓解。如果在服药期间出现副作用,切记不要突然停药,要联系医生,在医生指导下进行药物剂量的更改。

同时要按时服用医生给开的钙剂补充剂或维生素 D 剂,避免发生骨折风险。

### 13. 克罗恩病的病情观察内容有哪些?

学会病情观察可以有效防止病情加重,使患者早日康复。重点主要有以下 4 点。

(1)腹痛是否加重,由间歇性疼痛变为持续性疼痛。

(2)腹泻次数是否增加,夜间上厕所是否频繁,大便是否带血。

(3)食欲、体重有无下降。

(4)体温的变化,严重情况下,可出现发热或全身症状。

### 14. 出现哪些症状时有可能是克罗恩病并发了肠梗阻?

在克罗恩病长期进展过程中,某些肠道炎症或溃疡部位可能被瘢痕组织所取代,此类瘢痕组织可形成肠道阻塞(肠梗阻)或狭窄区域(肠狭窄),阻碍大便正常通过。肠道炎症和肿胀也会引起肠梗阻。

### 15. 克罗恩病患者出院后有必要定期复查吗?

克罗恩病由于病因未知,无法预防,若未导致明显症状,可无须进行治疗;轻微症状可服用药物或改变饮食及营养结构进行有效控制;出院后症状反复发作要及时就医检查,以免并发症的发生。

（杨　嫚　彭丽芳）

## (四)肠结核

### 1.什么是肠结核?

肠结核是结核分枝杆菌引起的肠道慢性特异性感染。常继发于肺结核。少数地区有因饮用未经消毒的带菌牛奶或乳制品而发生牛型结核分枝杆菌肠结核。开放性肺结核患者吞咽下含菌痰液或正常人常与开放性肺结核患者共餐而忽视餐具消毒可导致本病。此外,肠结核还可因结核分枝杆菌通过血液播散到肠道或邻近器官的结核病灶直接蔓延所致。分为溃疡型肠结核、增生型肠结核和混合型肠结核。

### 2.肠结核有哪些表现?

肠结核表现主要为肠道局部症状和全身症状。

(1)腹痛:疼痛多位于右下腹或脐周。多为隐痛或钝痛,有时进餐后可加重,排气排便后可缓解。

(2)大便习惯改变:粪便呈糊样,多无黏液或脓血,不伴有里急后重。有时会出现腹泻与便秘交替。

(3)腹部肿块:常位于右下腹或脐周,位置较固定,伴有轻度或中度压痛。

溃疡型肠结核患者的全身症状可表现为长期不规律低热、盗汗、倦怠乏力、消瘦、贫血等。增生型者全身情况一般较好。

### 3.哪些人群容易得肠结核?

一般情况下,肠结核发病率并不高,见于中青年,女性稍多于男性。有些身体基础条件差的人群会得肠结核,如有肠外结核病史或免疫力低下者。

### 4.肠结核的感染途径有哪些?

90%以上肠结核由人型结核分枝杆菌引起,其感染可经口、血行传播和邻近器官结核波及所致。

结核病的发病是人和结核菌相互作用的结果,经上述获得感染仅仅是治病的条件,只有当入侵的结核菌数量较多,毒性较大,当人体免疫功能异常、肠道功能紊乱引起局部抵抗力下降时,才会发病。

### 5. 肠结核的腹痛特点有哪些?

肠结核腹痛多位于右下腹,因肠结核好发于结肠回盲部,常伴有上腹或脐周疼痛,疼痛多为隐痛或钝痛。

肠结核粪便呈糊样或水样,不含黏液或脓血。不伴有里急后重。一般每天排便2~4次,如果病变严重,涉及范围较广,则腹泻次数增多,有每天达十余次者。溃疡涉及乙状结肠或横结肠时,大便可含黏液、脓液,但便血者少见。

### 6. 怀疑自己得了肠结核时该如何应对?

肠结核早期病变是可逆的,要尽早就医治疗,同时做好个人家庭卫生预防家庭交叉感染;如果病程已至后期,即使给予合理足量的抗结核药物治疗,也难免发生并发症。

### 7. 肠结核的辅助检查方法有哪些?

血常规、红细胞沉降率检查:溃疡型肠结核可有中度贫血。

结核菌素试验:强阳性对增生型肠结核诊断意义较大。

痰培养:伴有活动性肺结核的患者痰培养阳性。

粪便检查:粪便外观糊状,无黏液脓血,镜检可见少量脓细胞和红细胞。

X射线钡餐造影:可呈现明显的异常征象,对肠结核的诊断具有重要价值。

结肠镜检查:可以直接观察肠道病变的大小、形态,以及是否发生梗阻和溃疡。

腹腔镜探查:对于不明原因的腹痛、腹水及诊断困难的腹部肿块可采用腹腔镜探查。

病变的黏膜细胞病理检查:对肠结核的诊断具有重要价值。需要纤维结肠镜检查取黏膜活检。

### 8. 肠结核治疗方法有哪些?

抗结核药物治疗是肠结核治疗的关键!

治疗原则:早期、联合、适量、规律、全程。

首选的抗结核药物:异烟肼、利福平、吡嗪酰胺、链霉素、乙胺丁醇。

出现以下症状时要进行外科手术:①完全性肠梗阻或部分性肠梗阻经内科治疗无效。②急性肠穿孔或慢性穿孔瘘管形成经内科治疗未能闭合。③肠道大出血经积极治疗未能有效止血;诊断困难需腹腔镜探查。

### 9. 开放性肺结核有痰液否能吞咽?

开放性肺结核具有传染性,痰液尽量咳出不要吞咽,应积极抗结核治疗,尽快使痰菌转阴,以免吞入含菌的痰而造成肠感染。

### 10. 开放性肺结核的患者会感染上肠结核吗?

肠结核可经粪口途径行消化道传播,然而开放性肺结核具有传染性,与开放性肺结核患者吃饭有可能传染成肠结核。开放性肺结核应严密隔离,包括消化道隔离。提倡用公筷进餐,牛奶应经过灭菌消毒,以免感染上肠结核。

### 11. 抗结核药物的不良反应有哪些?

人们常说,是药三分毒,那抗结核药物到底有哪些危害呢? 抗结核治疗需要联合、长疗程服药。药物种类常需 4 种甚至以上,疗程至少 6 个月,长的需要 2 年之久。因此药物的副作用发生率也随之升高。

(1)异烟肼:其副作用主要为周围神经炎(表现为四肢远端麻木或烧灼感等神经症状)、肝功能损害(常表现为胃肠道反应),偶可有癫痫发作,一般情况下注意观察即可。

(2)利福平:常见副作用为消化道症状,可出现食欲缺乏、恶心、呕吐及腹泻等。

(3)吡嗪酰胺:其副作用较为少见,以肝损害为主,可见于个别用药量偏大或疗程过长者,且以老年人为多。少见的副作用还有血尿酸升高及关节痛;另外,有极个别对日光敏感者,服药可使皮肤曝光部位呈鲜红棕色或古铜色,停药后可逐渐恢复。

（4）乙胺丁醇:其副作用很少,为安全系数高的抗结核药。大剂量应用时偶可发生球后视神经炎、神经炎,使用较小剂量很少发生,一旦出现肢端麻木可用维生素 $B_6$ 对抗,可使症状较快改善。

因此,抗结核的治疗需医患共同努力,严格控制用药剂量,在常规剂量下应用时亦应遵从医嘱定期检查肝肾功能,至少 3 个月一次,以了解肝、肾功能状况,每月检查视敏度,包括视力、色觉、视野及眼底,若有异常应及时减量并对症处理。

### 12.肠结核传染吗? 能和肠结核患者一起生活吗?

结核分枝杆菌主要通过呼吸道传播,开放性肺结核患者痰中可含大量结核分枝杆菌,随空气飞沫被健康人吸入,当吸入菌量大、机体抵抗力低时才会发病。肠结核虽理论上可经粪-口途径行消化道传播,但日常生活接触传染的可能性极低,因此不必过度紧张。当肠结核患者同时伴有开放性肺结核时,才具有传染性。

### 13.预防肠结核的方法有哪些?

做好预防工作是防治结核病的根本办法。并着重对肠外结核的发现,特别是肺结核的早期诊断与积极的抗结核治疗,尽快使痰菌转阴,以免吞入含菌的痰而造成肠感染。必须强调有关结核病的卫生宣传教育。要教育患者不要吞咽痰液,应保持排便通畅。要加强卫生监督,提倡用公筷进餐,牛奶应经过灭菌消毒。接种卡介苗可增强人体对结核菌的抵抗力,有利于预防结核病的发生。

（杨　嫚　王　静）

## （五）肠道息肉

### 1.什么是结肠息肉?

结肠息肉指从结肠黏膜表面突出到肠腔的息肉状病变,在未确定病理性质前均称为结肠息肉。其发生率随年龄增加而上升,男性多见。通俗地讲,就是肠壁上长了肉疙瘩,有大有小,主要分为炎症性和腺瘤性两种。

体积较大、数目较多的肠息肉可引起肠管部分或完全性堵塞,从而导致不完全性或者完全性肠梗阻,症状严重者引起穿孔而危及生命;肠息肉由于表面的溃烂引起便血,甚至消化道大出血。部分肠息肉还有癌变的风险,对人体健康造成危害。

### 2. 肠道为什么会长息肉?

具体原因至今仍不清楚。研究表明超重、肥胖、吸烟、家族史等人群发生息肉风险较高,饮食也是肠息肉不可忽视的因素,不当饮食会增加肠息肉风险,合理又科学的饮食能预防息肉发生、阻止发展、降低复发和癌变机会。

### 3. 哪些人群容易长息肉?

越来越多的百姓认可电子显微消化内镜的体检,因此被诊断为胃肠息肉的患者增多了,大家很疑惑什么样的人容易长息肉呢?

(1)有家族史的人群:基因变异与息肉的形成有关,也就是说,如果家族成员中有人患有肠息肉,那么其直系亲属患肠息肉的风险会比普通人高。如家族性腺瘤性息肉病,这是一种常染色体显性遗传病,家族中一人得了这种病建议其父母、兄弟姐妹或子女最好做一下胃肠镜检查。

(2)饮食习惯不均衡:果蔬摄入少,喜欢食高脂肪、高动物蛋白食物,长期高脂饮食能增加结直肠中的胆酸,而细菌与胆酸相互作用是腺瘤性息肉形成的基础。

(3)肠道疾病:溃疡性结肠炎、克罗恩病等其他可导致肠道炎症的疾病,均可能引起肠道黏膜的过度增生,形成息肉。

(4)便秘:便秘患者可使肠道内致癌物存留时间延长;同时又干又硬的大便对肠黏膜也是一种机械性损伤,可促进肠道息肉形成。

(5)幽门螺杆菌感染:幽门螺杆菌感染可促进胃内一个叫"胃泌素"的激素分泌增加,这个"家伙"可刺激肠道黏膜增生,也能通过某种途径促进肠道息肉发生。

（6）吸烟和饮酒：烟草烟雾中含有大量的致癌物质，促使黏膜发生不可逆转的基因改变，促进息肉的形成；饮酒可能导致肠道菌群紊乱，促进亚硝胺类致癌物质合成，从而增加患大肠息肉的风险。

### 4. 小肠容易长息肉吗？

肠道在医学上分大肠与小肠。小肠包括十二指肠、空肠、回肠，其长度5~7米，肠壁厚度为3~5毫米，别小看这几毫米，里面可大有文章。人体小肠黏膜皱襞非常发达，一个成年人的小肠如果把黏膜皱襞完全打开可以铺满200平方米的房间。我们吃下去的食物及药物主要通过这些黏膜皱襞吸收入血，经过肝这个"大加工厂"加工为不同的小分子营养物质后再经过血液循环这个大机器运送到我们身体各个部位，为身体的生长发育和新陈代谢提供能量。小肠是人体吸收营养物质的重要场所，它比较忙，大大小小的细胞整天忙着搬运食物，一般很少长其他"坏心思"。小肠很少长肿瘤和息肉。

### 5. 为什么大肠容易长息肉？

结肠就是俗称的大肠，包括升结肠、横结肠、降结肠、乙状结肠、直肠和肛管，长度为2~2.5米。从结构上分为黏膜层、黏膜下层、肌层、浆膜层4层，可以把它们比喻为房间的"墙壁"，可以依次分内涂料层、涂料下的泥巴层、砖头层和外涂料。由于人体高矮胖瘦不一，结肠长度也不一样，但其功能相同。其主要是接收来自小肠的各种消化液和食物残渣，这些未被人体吸收利用的废物，经大肠再次吸收无机盐和水分以后，通过直肠肛门后可以排出体外。简单来说结直肠是人体大便形成的重要场所。结直肠细胞由于长时间和没用的甚至有害食物残渣待在一起，个别"结直肠细胞宝宝"经不住诱惑或抵抗不了外界大便的"熏陶"发生了病变。常常三五成群地群聚在黏膜层形成大小、多少不一的小息肉，也就是我们上面讲的"墙壁"的内涂料层，这时候它的"主人"一般没有任何感觉。此时的小息肉一般都是炎症性息肉，一般长度在2~3毫米不等，不会给人体带来危害，如果放任不管，这些炎症细胞宝宝们会"扎根发芽"长到"墙壁"的泥巴层，也就是医学上说的肠壁黏膜下层。这类息肉常称为腺瘤性息肉,因为黏膜下层血液等营养物质丰富,所以这类腺瘤性息肉长度在 10 ~ 30 毫米不等。

### 6. 哪些结肠息肉会发生癌变?(视频:结肠息肉会变癌吗)

结肠息肉
会变癌吗

患有结肠息肉会造成肠道各种不舒服,最可怕的有些息肉可能会癌变。

(1)一般炎症性息肉在炎症治愈后可自行消失;腺瘤性息肉多不会自行消失,会有恶变的倾向。检出息肉和确定其病变性质的最有效措施是定期进行全结肠镜(包括病理)检查,在肠镜下进行干预治疗是防止结肠息肉癌变的一项重要措施。

(2)腺瘤样息肉:它们"不安分守己"的坏心思很容易造成癌变。有些腺瘤细胞由于"吃得太胖",体积日益增大,有一天与大便发生摩擦,身上负伤流血。少量鲜红色血液包裹着大便一起被排出,被主人"逮"个正着。还有一些腺瘤细胞"皮糙肉厚",常常挡了大便的路,引起排便不畅或大便形状变细,也会被主人"逮"到医院查找"真凶"。这种腺瘤样息肉一旦经肠道高倍电子内镜这个高科技"警察"发现,是要被坚决"斩掉"的,因为它太容易癌变了。随着社会的进步,生活的快捷化,食物越来越精细,导致结直肠癌的发病率越来越高。所以当大便性状或形状发生改变时要引起足够的重视。毕竟防患于未然,才能受益多多(图 4-1)。

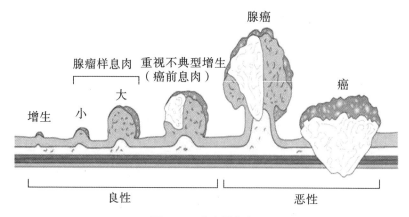

图 4-1　腺瘤样息肉

## 7.结直肠息肉切除后多长时间复查?

息肉切除术后很容易再次长出来,而且复发时发生的位置和性质都可能不一样。息肉切除后仍要定期复查,复查的频率应当根据具体情况而定。

根据患者体质不同,有些单发或少量息肉内镜处理后不再长了。有些多发或有遗传的息肉年年都会有。

(1)单个良性大肠息肉摘除术后,刚开始每年需复查一次肠镜,连续2~3年检查不复发,之后可以改为每3年复查一次肠镜。

(2)多个良性大肠息肉,为保险起见,还是要每年做一次肠镜检查。

(3)腺瘤性息肉,尤其是伴有上皮内瘤变的,患者随访时间要适当缩短,一般为6个月至1年。

(4)如果已经确诊为腺瘤性息肉、高级别上皮瘤变和锯齿状腺瘤的,更应该引起高度重视,因这类细胞血液供应丰富,长相奇形怪状,所以容易复发和癌变。应当在息肉摘除术后3个月复查1次,若无异常,可延长至6个月至1年。若发现癌变的息肉,切除后应进行更加密切的复查。

## 8.如何从日常饮食上预防肠息肉?

发生息肉的根本确切原因尚不明确,但养成好的日常饮食习惯会起到预防息肉的作用。

(1)少吃红肉,少吃动物脂肪,超重和肥胖几乎是很多疾病的罪魁祸首,也是结肠息肉和结肠癌发生的危险因素。动物的红肉、白肉中含有丰富的饱和脂肪酸,过多的摄入消化道后刺激胆囊产生过多的胆汁,大量胆汁在大肠内滞留转化为一种已被证实为致癌物质的戊酸。所以要适量吃红肉和含动物脂肪类的食物。可多食三文鱼、沙丁鱼、鲭鱼等深海鱼类,也可多吃核桃、冬瓜、豆腐等食品;烹饪时可选用亚麻籽油、橄榄油、菜籽油、花生油等植物油。

(2)多食富含益生元的食物。益生元是指不易被人体吸收消化的食品成分,通过选择性地刺激一种或多种人体自身肠道中有益健康细菌的生长与活动,进而对"主人"产生有益的影响,从而改善"主人"健康。如菊粉、低聚果糖、低聚半乳糖等益生元进入肠道后为正常细菌如双歧杆菌和乳酸菌提供生长的燃料,制造醋酸和乳酸酸化肠道,抑制有害微生物生长,并为肠细胞生长提供健康的环境,带来的好处是降低肠细胞转化为息肉和癌变的可能性,预防息肉生长。

(3)多吃富含姜黄素的食物。洋葱、芥茉、生姜、咖喱等食物含姜黄素较多,其中咖喱的含量高达 60%。多食富含叶酸食物、五颜六色的蔬菜,多食富含钙、镁和维生素 D 的食物对肠息肉也有一定的防治作用,所以我们要养成良好的饮食习惯。

总体来说少吃高脂肪及红色肉类,多吃蔬菜,食品种类越多越好,加工的过程越简单越好。

## 9. 肠息肉如何治疗呢?

由于肠息肉对肠道功能有一定的影响,发现以后要选择合适的时机切除。目前临床上治疗的方法有两种。

(1)内镜下微创切除:在肠镜下进行肠息肉切除。根据息肉的不同部位、大小和形态,选择不同的方式进行镜下治疗息肉,如高频电凝切除术、结直肠息肉内镜下黏膜切除术、结直肠息肉内镜下黏膜剥离术等。

(2)外科手术指征:内镜下不能完全摘除的 10 个以上多发性、体积较大且局限于某一肠段的腺瘤;较大息肉堵塞大半肠腔,蒂部显示不清或广基腺瘤,基底直径大于 2 厘米。大肠腺瘤切除后复发率高,有多发性腺瘤可能,应根据患者组织学类型制订细致的临床随访计划,及早发现病变并给予及时治疗。

## 10. 切下的息肉为何要做活检?

“息”有多出、盈余的意思,息肉也就是人体器官黏膜上长出的“多余的肉”,很多朋友在体检中会发现肠息肉、胃息肉,但别小瞧这些小东西,有的息肉包藏祸心,与癌症关系密切。

息肉分为很多种,有些息肉会发生癌变,有些息肉不会发生癌变,其中腺瘤性息肉被认为是最具有癌变潜能的息肉,且常常伴有肠上皮化生或异型增生,甚至可与胃癌共存。增生性息肉的发生与幽门螺杆菌感染有关,然而临床研究近些年来增生性息肉癌变的发生率日益增高。因此要留取病理活检,进行最终的息肉良、恶性诊断。

活检明确病变性质是结直肠癌治疗的依据,同时活检诊断为浸润癌的病例要行规范化结直肠癌治疗。因取材的限制,活检不能确定有无黏膜下浸润,对于诊断为高级别上皮内瘤变的病例,建议临床医生综合其他临床信息包括内镜或影像学检查,评估肿瘤大小、侵犯深度、是否可疑淋巴结转移等,确定治疗方案。

### 11. 如何预防家族性腺瘤性息肉?

家族性腺瘤性息肉病是一种以结直肠多发腺瘤为特征的常染色体显性遗传综合征。该病的发生与结肠腺瘤息肉病基因突变密切相关。

因此基因检测对评估患者及家属癌症风险极为重要,对降低肿瘤的发生有重要意义。一旦确定结肠腺瘤息肉病基因突变,患者有50%的可能遗传给子女;阴性的家族成员不会遗传给下一代,无须随访。一旦先证者诊断家族性遗传腺瘤性息肉病并确定家族特定的结肠腺瘤息肉病基因突变类型,子女应在10~12岁开始基因检测,以便考虑外科干预。

同时家族性腺瘤性息肉病高危人群通常需要从10~15岁开始进行每年的肠镜检查,直到35岁,然后每3年检查一次。

随着对遗传病因学认识的不断深入,家族性遗传腺瘤性息肉病的早期诊断、合理防治将更加完善,更多的患者及高危亲属将从中受益。

(杨　嫚　张玉立)

## (六)结直肠癌

大肠癌是结肠癌及直肠癌的总称,为常见的消化道恶性肿瘤之一。2011年,结直肠癌的发病率和死亡率分别为2 303/10万和11.11/10万。大肠癌的发生有以下流行病学特点:①世界范围内,结肠癌发病率呈明显上升趋势,直肠癌的发病率基本稳定;②不同地区大肠癌发病率有差异,如美国、加拿大、丹麦等发达国家的大肠癌发病率高,城市居民的发病率高于农村;③大肠癌的发病率随年龄的增加而逐步上升,尤其60岁以后大肠癌的发病率及死亡率均显著增加,男性略高于女性;④结肠癌根治性切除术后5年生存率一般为60%~80%,直肠癌为50%~70%。此外,我国直肠癌比结肠癌发病率略高,比例为(1:15)~(1:12);中低位直肠癌在直肠癌中所占比例高,约为70%。

### 1. 结直肠癌的发病原因有哪些?

大肠癌的病因尚未明确,可能与以下因素有关。

(1)饮食习惯:高脂肪、高蛋白和低纤维饮食,以及过多摄入腌制和煎炸食品,可能会增加大肠癌的发病危险。

(2)遗传因素:遗传易感性在大肠癌的发病中具有重要地位,如家族性腺瘤性息肉病、遗传性非息肉病性结直肠癌的突变基因携带者以及散发性大肠癌患者家族成员的大肠癌发病率高于一般人群。

(3)癌前病变:有些疾病如家族性腺瘤性息肉病已被公认为癌前病变;大肠腺瘤、溃疡性结肠炎及不典型增生,均与大肠癌的发生有较密切的关系。

### 2. 结肠癌有哪些表现?

早期多无特异性表现或症状,易被忽视,进展后主要症状如下。

(1)排便习惯和粪便性状改变:常为最早出现的症状,多表现为排便次数增多,腹泻,便秘,排血性、脓性或黏液性粪便。

(2)腹痛或腹部不适:也是常见的早期症状。疼痛部位常不确切,为持续性隐痛或仅为腹部不适或腹胀感;当癌肿并发感染或肠梗阻时腹痛加剧,甚至出现阵发性绞痛。

(3)腹部肿块:多为癌肿本身,也可能是梗阻近侧肠腔内的积粪,位于横结肠或乙状结肠的癌肿可有一定活动度。若癌肿穿透肠壁并发感染,可表现为固定压痛的肿块。

(4)肠梗阻:多为中晚期症状。一般呈慢性、低位、不完全性肠梗阻,表现为便秘、腹胀,可伴腹部胀痛或阵发性绞痛,进食后症状加重。当发生完全性梗阻时,症状加剧,部分患者可出现呕吐、呕吐物含粪渣。有的左侧结肠癌患者以急性完全性肠梗阻为首发症状。

(5)全身症状:由于长期慢性失血、癌肿破溃、感染以及毒素吸收等,患者可出现贫血、消瘦、乏力、低热等全身性表现。晚期可出现肝大、黄疸、水肿、腹水及恶病质等。因癌肿部位及病理类型不同,结肠癌的临床表现存在差异:①右半结肠肠腔较大,癌肿多呈肿块型,突出于肠腔,粪便稀薄,患者往往腹泻、便秘交替出现,便血与粪便混合;一般以贫血、腹部包块、消瘦乏力为主要表现,肠梗阻症状不明显。②左半结肠肠腔相对较小,癌肿多倾向于浸润型生长引起环状缩窄,且肠腔中水分已经基本被吸收,粪便成形,故临床以肠梗阻症状较多见;肿瘤破溃时,可有便血或黏液。

### 3.直肠癌有哪些表现?

早期无明显症状,癌肿破溃形成溃疡或感染时才出现显著症状。

(1)直肠刺激症状:癌肿刺激直肠产生频繁便意,引起排便习惯改变,便前常有肛门下坠、里急后重和排便不尽感;晚期可出现下腹痛。

(2)黏液血便:最常见,80%~90%患者可发现便血。癌肿破溃后,可出现粪便表面带血和(或)黏液,多附于粪便表面;严重感染时可出现脓血便。

(3)肠腔狭窄症状:癌肿增大和(或)累及肠管引起肠腔缩窄,初始粪便变形、变细,之后可有腹痛、腹胀、排便困难、肠鸣音亢进等不完全性肠梗阻症状。

(4)转移症状:当癌肿穿透肠壁,侵犯前列腺、膀胱时可出现尿道刺激征、血尿、排尿困难等;侵及骶前神经则出现骶尾部、会阴部持续性剧痛、坠胀感。女性直肠癌可侵及阴道后壁,引起白带增多;若穿透阴道后壁,则可导致直肠阴道瘘,可见粪质及血性分泌物从阴道排出。发生远处脏器转移时,可出现相应脏器的病理生理改变及临床症状,如晚期出现肝转移时可有腹水、肝大、消瘦、水肿等。

### 4.确诊结直肠癌需要做哪些检查?

(1)直肠指诊是诊断直肠癌最直接和最重要的方法,可查出癌肿的部位、与肛缘的距离大小、范围、固定程度及其与周围组织的关系。我国的直肠癌患者70%为低位直肠癌,可通过直肠指诊触及。

(2)化验检查

1)大便隐血试验:可作为高危人群的普查及初筛方法。阳性者应行进一步检查。

2)肿瘤标志物测定:癌胚抗原(CEA)和CA19-9是目前公认对大肠癌诊断和术后监测有意义的肿瘤标志物,但缺乏对早期大肠癌的诊断价值,主要用于预测大肠癌的预后和监测复发。

(3)内镜检查:可通过肛门镜、乙状结肠镜或纤维结肠镜检查,观察病灶的部位、大小、形态、局部浸润的范围等,并在直视下获取活组织行病理学检查,是诊断大肠癌最有效、可靠的方法。

(4)影像学检查

1)钡剂灌肠检查:是结肠癌的重要检查方法,可观察到结肠壁僵硬、皱襞消失、存在充盈缺损及小龛影,但对直肠癌诊断价值不大。

2)超声和CT检查:有助于了解大肠癌的浸润深度及淋巴转移情况,还可提示有无腹腔种植转移、是否侵犯邻近组织器官,以及有无肝、肺转移灶等。

3)磁共振检查:可评估肿瘤在肠壁内的浸润深度,对中低位直肠癌的诊断和分期有重要价值。

4)经直肠腔内超声检查:用以检测癌肿浸润肠壁的深度及有无侵犯邻近脏器,可在术前对直肠癌的局部浸润程度进行评估。

## 5.结直肠癌的治疗方法有哪些?

手术切除是大肠癌的主要治疗方法,同时配合化学治疗、放射治疗等综合治疗可在一定程度上提高疗效。目前临床上已开展新辅助治疗,即术前放、化疗,目的在于提高手术切除率和保肛率,延长患者无病生存期,但需掌握适应证。

(1)放射治疗:术前放射治疗可缩小癌肿体积、降低癌细胞活力,提高手术切除率,降低术后复发率;术后放射治疗适用于晚期癌肿、$T_3$直肠癌且术前未经放射治疗和术后局部复发者。

（2）化学治疗：术前辅助化学治疗有助于缩小原发灶，使肿瘤降期，提高手术切除率及降低术后复发率；术后化学治疗可杀灭残余肿瘤细胞。给药途径有静脉给药、区域动脉灌注、温热灌注及腹腔置管灌注给药等，以静脉给药为主。

（3）其他治疗：中医治疗应用补益脾肾、调理脏腑、清肠解毒的中药制剂，配合放、化疗或手术后治疗，可减轻毒副作用；局部治疗有对低位直肠癌致肠腔狭窄且不能手术者，可用电灼、液氮冷冻和激光凝固烧灼等局部治疗或放置金属支架扩张肠腔，以改善症状；基因治疗、靶向治疗、免疫治疗等。

### 6.结肠直肠癌的手术治疗方法有哪些?

早期息肉形状和瘢痕形状的结直肠癌可以内镜下剥离，此项技术是微创中的微创方法。但早期发现率较低，一般结直肠癌发现时已经失去内镜微创治疗机会，需要采取外科手术治疗。

（1）结肠癌根治性手术

1）结肠癌根治性手术：切除范围包括癌肿、两端足够的肠段及其所属系膜和区域淋巴结。

2）右半结肠切除术：适用于盲肠、升结肠、结肠肝曲癌。切除范围包括右半横结肠、升结肠、盲肠及长 15～20 cm 的末端回肠及其系膜和区域淋巴结，回肠与横结肠端端或侧端吻合；对于结肠肝曲癌，还须切除横结肠和胃网膜右动脉组淋巴结。

3）横结肠切除术：适用于横结肠癌。切除范围包括肝曲或脾曲的整个横结肠、胃结肠韧带的淋巴结组，行升结肠和降结肠端端吻合。

4）左半结肠切除术：适用于结肠脾曲癌和降结肠癌。切除范围包括左半横结肠、降结肠、部分或全部乙状结肠及其相应的系膜及区域淋巴结，做结肠间或结肠与直肠端端吻合。

5）乙状结肠癌根治切除术：根据乙状结肠的长短和癌肿所在部位，切除全部乙状结肠和降结肠，或切除全部乙状结肠、部分降结肠和部分直肠及其系膜和区域淋巴结。

(2)直肠癌根治性手术:切除范围包括癌肿、两端足够的肠段、受累器官的全部或部分、周围可能被浸润的组织及全直肠系膜。根据癌肿的部位、大小、活动度、细胞分化程度及术前控便能力等选择手术方式。

1)局部切除术:适用于早期瘤体小、$T_1$、分化程度高的直肠癌。手术方式包括经肛门局部切除术、骶后径路局部切除术。

2)腹会阴联合直肠癌根治术:适用于腹膜返折以下的直肠癌。切除范围包括全部直肠、肠系膜下动脉及其区域淋巴结、全直肠系膜、肛提肌、坐骨直肠窝内脂肪、肛管与肛门周围3~5厘米的皮肤、皮下组织及全部肛门括约肌,并在左下腹行永久性乙状结肠单腔造口。

3)直肠低位前切除术:或称经腹直肠癌切除术,适用于腹膜返折线以上的直肠癌。原则上是以根治性切除为前提,要求远端切缘距癌肿下缘2厘米以上。由于吻合口在齿状线附近,术后的一段时期内患者控制排便功能较差,可能会出现便次增多。推荐在低位吻合、超低位吻合后行临时性横结肠造口或回肠造口。

(3)姑息性手术

1)大肠癌并发急性肠梗阻的手术:结肠癌患者并发急性闭袢性肠梗阻时,需在完善胃肠减压、纠正水、电解质及酸碱平衡失调等术前准备后行紧急手术。若为右半结肠癌并发急性肠梗阻,可行右半结肠切除、一期回肠结肠吻合术;若患者全身情况差,可先行盲肠造口解除梗阻,待病情稳定后再行二期根治性手术;若癌肿不能切除,可行回肠横结肠侧侧吻合。若为左半结肠癌并发急性肠梗阻,亦可手术切除、一期吻合;若肠管扩张、水肿明显,多先行癌肿切除,近端造口,远端封闭,待肠道充分准备后,再行二期根治性手术;对肿瘤不能切除者,则行姑息性结肠造口。晚期直肠癌患者若并发肠梗阻,则行乙状结肠双腔造口。

2)局部癌肿尚能切除但已发生远处转移的手术:若体内存在孤立转移灶,可一期切除原发灶及转移灶;若转移灶为多发,仅切除癌肿所在的局部肠段,辅以局部或全身放射治疗和化学治疗。

## 7.结直肠癌患者术前需要做哪些准备?

(1)术前通过图片、模型及电视录像等了解造口的相关知识和术后可能出现的情况及处理方法,树立战胜疾病的信心。

（2）术前补充高蛋白、高热量、高维生素、易于消化、营养丰富的少渣饮食,如鱼、瘦肉、乳制品等;必要时,少量多次输血、输白蛋白等,以纠正贫血和低蛋白血症。若患者出现明显脱水及急性肠梗阻,及早纠正水、电解质及酸碱平衡失调,以提高其对手术的耐受性。

（3）传统饮食准备:术前3日进少渣半流质饮食,如稀饭、蒸蛋;术前1~2日起进无渣流质饮食,并给予蓖麻油30毫升,每日上午一次,以减少、软化粪便。具体应用时应视患者有无长期便秘史及肠道梗阻等进行适当调整。

## 8. 结直肠癌患者术前需要清洁肠道吗?

因肠道内粪便进入腹腔会造成感染。肠道手术一定要把肠道清理干净。

（1）饮食方面:一般术前3日起口服全营养制剂,每日4~6次,至术前12小时。此方法既可满足机体的营养需求,又可减少肠腔粪渣形成,同时有利于肠黏膜的增生、修复,保护肠道黏膜屏障,避免术后肠源性感染并发症。

（2）肠道清洁:一般于术前1日进行肠道清洁。

## 9. 结直肠癌患者术前清洁肠道方法有哪些?

（1）导泻法

1）高渗性导泻:是传统的导泻方法,常用制剂为甘露醇、硫酸镁等。由于其在肠道中几乎不被吸收,口服后使肠腔内渗透压升高,吸收肠壁水分,使肠内容物剧增,刺激肠蠕动增加,导致腹泻。

2）等渗性导泻:目前临床上应用较广,常用制剂为复方聚乙二醇电解质散溶液。其通过分子中的氢键与肠腔内水分子结合,增加粪便含水量及灌洗液的渗透浓度,刺激小肠蠕动增加,以达到清洁肠道的作用。开始口服的速度宜快,有排便后可适当减慢速度,多饮水,总量达2 000毫升以上,直至排出的粪便呈无渣、清水样为止,全过程需3~4小时;年迈体弱和心、肾等脏器功能障碍以及肠梗阻者不宜选用。

3）中药导泻:常用番泻叶泡茶饮用及口服蓖麻油,前者主要成分为含蒽苷类,有泻热导滞的作用。

(2)灌肠法:目前临床多主张采用全肠道灌洗法,若患者年老体弱无法耐受,存在心、肾功能不全或灌洗不充分时,可考虑配合灌肠法,应洗至粪便清水样,肉眼无粪渣为止。可用0.1%～0.2%的肥皂水、甘油灌肠剂及磷酸钠灌肠剂等。直肠癌肠腔狭窄者,灌肠时应在直肠指诊引导下(或直肠镜直视下),选用适宜管径的肛管,轻柔通过肠腔狭窄部位,切忌动作粗暴。高位直肠癌应避免采用高压灌肠,以防癌细胞扩散。

口服肠道抗生素:多采用新霉素、甲硝唑、庆大霉素等。由于控制饮食及服用肠道杀菌剂,维生素K的合成及吸收减少,需适当补充。

## 10. 为什么要留置胃管及导尿管?

有肠梗阻者应尽早留置胃管以减轻腹胀。术晨留置导尿管,可维持膀胱排空,预防手术时损伤输尿管或膀胱和因直肠切除后膀胱后倾或骶神经损伤所致的尿潴留。

女性患者为减少或避免术中污染、术后感染,尤其癌肿侵犯阴道后壁时,术前3日每晚行阴道冲洗。

## 11. 直肠癌手术需要肠造口时做什么准备?

直肠癌手术后暂时或永久不能使用肛门时,需要行肠造口术,术前根据患者情况先在腹部定位。

(1)部位选择:①根据手术方式及患者生活习惯选择造口位置;②造口位于腹直肌内;③患者自己能看清造口位置;④造口所在位置应避开瘢痕、皮肤凹陷、皱褶、皮肤慢性病变、系腰带及骨隆突处等影响造口袋粘贴的部位。

(2)定位方法:医师或造口治疗师根据患者的情况选定造口位置,做好标记,嘱患者改变体位时观察预选位置是否满足上述要求,以便及时调整。

## 12. 结直肠癌患者的术后如何护理?

结肠癌手术对患者而言创伤大、痛苦大,做好术后护理能减轻患者的痛苦,早日康复。

(1)病情观察:术后测量血压、脉搏、呼吸,每30分钟一次,患者生命体征平稳后可改为每小时一次,术后24小时病情平稳后逐步延长间隔时间。

(2)体位:全身麻醉尚未清醒者除非有禁忌,应取平卧位,头偏向一侧;病情平稳后,可改半卧位,以利于患者呼吸和引流。

(3)饮食

1)传统方法:术后早期禁食、胃肠减压,经静脉补充水、电解质及营养物质。术后48~72小时肛门排气或肠造口开放后,若无腹胀、恶心、呕吐等不良反应,即可拔除胃管,饮水无不适后可进流质饮食,但忌进易引起胀气的食物;术后1周进少渣半流质饮食,2周左右可进普食,注意补充高热量、高蛋白、低脂、维生素丰富的食品,如豆制品、蛋、鱼等。近年来,不建议常规留置胃管,如需置管,视患者情况尽早拔除。

2)肠内营养:术后早期(约6小时)开始应用肠内全营养制剂可促进肠功能的恢复,维持并修复肠黏膜屏障,改善患者营养状况,减少术后并发症。

(4)活动:患者卧床期间,可鼓励其床上翻身、活动四肢;术后第1日,患者情况许可时,可协助患者下床活动,以促进肠蠕动的恢复,减轻腹胀,避免肠粘连。活动时注意保护伤口,避免牵拉。

(5)引流管护理

1)导尿管:保持导尿管通畅、会阴部清洁,观察尿液的颜色、性状和量,若出现脓尿、血尿、尿量少等,及时报告医师予以处理;拔管前先试行夹管以训练膀胱舒缩功能,防止排尿功能障碍。

2)腹腔引流管:妥善固定;保持引流管通畅;观察并记录引流液的颜色、性状和量;保持引流管口周围皮肤清洁、干燥,定时更换敷料;根据需要接负压装置并调整压力大小,防止负压过大损伤局部组织或负压过小致渗血、渗液存留;5~7日后,待引流液量少、性状无异常时,即可拔除引流管。

**13. 结直肠癌患者的术后会出现什么并发症?**

(1)切口感染:监测患者的生命体征情况,观察切口有无充血、水肿、剧烈疼痛等,遵医嘱预防性应用抗生素。有肠造口者,术后2~3日内取肠造口侧卧位,腹壁切口与肠造口间用塑料薄膜隔开,及时更换浸湿的敷料,避免从肠造口流出的排泄物污染腹壁切口;有会阴部切口,可于术后 4 ~ 7 日以 1∶5 000 高锰酸钾温水坐浴,每日 2 次。合理安排换药顺序,先腹部切口后会阴部切口;若发生感染,选用抗菌类敷料或清创。

(2)吻合口瘘:①原因为术前肠道准备不充分、患者营养状况不良、术中误伤、吻合口缝合过紧影响血供等都可导致吻合口瘘。②表现为患者突发腹痛或腹痛加重,部分可有明显腹膜炎体征,甚至能触及腹部包块,若留有引流管的可观察到引流出混浊液体。为避免刺激吻合口,影响愈合,术后 7 ~ 10 日内切忌灌肠。严密观察患者有无吻合口瘘的表现,一旦发生吻合口瘘,应禁食、胃肠减压,行盆腔持续灌洗、负压吸引,同时予以肠外营养支持,必要时行急诊手术。

## 14. 结直肠癌术后肠造口怎么观察?

肠造口护理是个技术活,肠造口患者要回归家庭、回归社会,因此,家属和患者需要熟练掌握造口护理技术,提高患者生活质量。

肠造口观察的内容如下。

(1)活力:正常肠造口颜色呈红色,表面光滑湿润。术后早期肠黏膜轻度水肿属正常现象,1 周左右水肿会消退。

(2)高度:肠造口一般高出皮肤表面 1 ~ 2 厘米,利于排泄物进入造口袋内。

(3)形状与大小:肠造口一般呈圆形或椭圆形,结肠造口比回肠造口直径大。

## 15. 造口袋怎样使用?（视频:造口袋更换流程）

造口袋更换流程

(1)佩戴造口袋:一般于手术当日或术后 2 ~ 3 日开放结肠造口后即佩戴造口袋。造口袋有 2 种,一件式造口袋是底盘与便袋合一,使用时只需将底盘直接粘贴于造口周围皮肤上即可,用法简单,但清洁不方便;两件式造口袋是底盘与便袋分离,使用时先将底盘粘贴于造口周围皮肤上,再将便袋安装在底盘上,便袋可随时取下进行清洗。当造口袋内充满 1/3 的排泄物时,应及时倾倒,以防因重力牵拉而影响造口底盘的粘贴。

（2）更换造口袋

1）取下造口袋:动作轻柔,以免损伤皮肤。

2）清洁造口:先用生理盐水或温水清洁造口及周围皮肤,再用干的清洁柔软的毛巾、纱布或纸巾抹干,观察造口及周围皮肤情况。

3）测量造口:用造口测量板测量造口的大小。

4）裁剪底盘开口:根据测量的结果,在底盘开口裁剪至合适大小,原则上底盘开口直径大于造口直径1~2毫米。粘贴底盘:揭除底盘的粘贴保护纸,底盘开口正对造口将底盘平整地粘贴在造口周围皮肤上,用手均匀按压底盘及周边,使其与皮肤粘贴紧密;若为两件式造口袋,先粘贴底盘,再将便袋安装在底盘上。扣好造口袋尾部袋夹。

## 16. 造口及周围皮肤常见并发症有哪些?

肠造口有时会出现一些状况,我们要认识并且会处理这些状况,处理不了一定及时到医院求助医护人员。

（1）造口出血:多由于肠造口黏膜与皮肤连接处的毛细血管及小静脉出血或肠系膜小动脉未结扎或结扎线脱落所致。出血量少时,可用棉球和纱布稍加压迫;出血较多时,可用1%肾上腺素溶液浸湿的纱布压迫或用云南白药粉外敷;大量出血时,需缝扎止血。

（2）造口缺血坏死:多由造口血运不良、张力过大引起。术后密切观察肠造口的颜色并解除一切可能对造口产生压迫的因素。若肠造口出现暗红色或紫色,提示肠黏膜缺血;若局部或全部肠管变黑,提示肠管缺血坏死,均应及时报告生师予以处理。

（3）造口狭窄:由于造口周围瘢痕挛缩,可引起造口狭窄。观察患者是否出现腹痛、腹胀、恶心、呕吐、停止排气、排便等肠梗阻症状,也可将示指缓慢插入造口进行探查。若造口狭窄,应在造口处拆线愈合后定期进行扩肛。

（4）造口回缩:可能是造口肠段系膜牵拉回缩、造口感染等因素所致。轻度回缩时,可用凸面底盘的造口袋;严重者需手术重建造口。

（5）造口脱垂:大多由于肠段保留过长或固定欠牢固、腹壁肌层开口过大、术后腹内压增高等因素引起。轻度脱垂时,无须特殊处理;中度可手法复位并用腹带稍加压包扎;重症者需手术处理。

(6)皮肤黏膜分离:常因造口局部坏死、缝线脱落或缝合处感染等引起。分离较浅者,可先用水胶体敷料保护,再用防漏膏阻隔后粘贴造口袋;分离较深者,多用藻酸盐类敷料填塞,再用防漏膏阻隔后粘贴造口袋。

(7)粪水性皮炎:多由于造口位置差难贴造口袋、底盘开口裁剪过大等导致粪便长时间刺激皮肤所致。针对患者情况,指导患者使用合适的造口护理用品并正确护理造口。

(8)造口旁疝:主要因造口位于腹直肌外或腹部肌肉力量薄弱及持续腹内压增高等所致。应指导患者避免增加腹内压,如避免提举重物、治疗慢性咳嗽和排尿困难、预防便秘,可佩戴特制的疝气带;严重者需行手术修补。

## 17. 结直肠癌术后应何时复查?

每 3～6 个月定期门诊复查。行化学治疗、放射治疗者,定期检查血常规,出现白细胞和血小板计数明显减少时,应及时到医院就诊。

(汤玉梅)

## 18. 哪些人群应该做结直肠癌筛查?

(1)长期高脂肪、高蛋白、高热量饮食。

(2)大于 40 岁,酗酒、喜食油炸食物、缺乏维生素及微量元素。

(3)有溃疡性结肠炎、大肠腺瘤、大肠息肉等慢性结肠病者。

(4)有家族性腺病性息肉病、遗传性非息肉病性结直肠癌家族史者。

(5)长期便血、腹泻、便秘者。

筛查检查:直肠指检、肿瘤标志物检测,肠镜 3～5 年一次。根据检查结果定期复查。

## 19. 怎样预防结直肠癌?

随着医疗技术的发达,癌症不可怕了。人们意识到预防癌症很重要。

早发现、早治疗也很重要。因此,我们要做好以下几个方面来预防。

(1)社区宣教:①建议一般人群每年进行一次大便隐血试验,每 5 年进行一次乙状结肠镜检,每 10 年进行一次纤维结肠镜检。②警惕家族性腺瘤性息肉病及遗传性非息肉病性结直肠癌,对结直肠的各种慢性炎症及癌前病变,如结直肠息肉、腺瘤、溃疡性结肠炎、克罗恩病等,做好积极预防和治疗。③注意饮食及个人卫生,预防和治疗血吸虫性肉芽肿。④多进食新鲜蔬菜、水果等高纤维、高维生素食物,减少食物中动物性脂肪摄入量。

(2)饮食与运动:根据患者情况调节饮食,术后宜进食新鲜蔬菜、水果,多饮水,避免高脂肪及辛辣、刺激性食物;行肠造口者还需注意控制过多粗纤维及易致胀气的食物等。鼓励规律生活,适当参加体育锻炼。

(3)工作与社交:保持心情舒畅,避免自我封闭,应尽可能地融入正常的生活、工作和社交活动中。对于有肠造口的患者,可参加造口患者联谊会,学习交流彼此的经验和体会,重拾自信。

(4)结肠灌洗:指导永久性结肠造口患者进行结肠灌洗,可以训练有规律的肠道蠕动,养成定时排便的习惯。方法如下:①连接灌洗装置,在集水袋内装入 500 ~ 1 000 毫升 37 ~ 40 ℃温开水;②将灌洗头插入造口,使灌洗液经灌洗管道缓慢进入造口内,灌洗时间 10 ~ 15 分钟;③灌洗液完全注入后,在体内尽可能保留 10 ~ 20 分钟;④开放灌洗袋,排空肠内容物。在灌洗期间注意观察,若患者感腹胀或腹痛时,放慢灌洗速度或暂停灌洗。可每日一次或每 2 日一次,时间应相对固定。

## (七)无痛电子肠镜

### 1. 什么是无痛电子肠镜?（视频:肠镜检查的配合和护理）

电子肠镜检查是利用一条长约 140 厘米,可弯曲,末端装有一个光源带微型电子摄影机的纤维软管,由肛门慢慢进入大肠,以检查大肠部位的病变、肿瘤或溃疡,如有需要可取组织检验或行大肠息肉切除。无痛肠镜是通过使用麻醉药物引起中枢抑制,从而进入短暂的睡眠状态。患者安静、不焦虑、提高患者的耐受力,降低应激反应,从而消除恐惧感和不适感,使

肠镜检查的配合和护理

内镜检查与治疗操作得以顺利进行,整个检查过程时间较短,患者神志恢复快,能进行语言交流和配合检查。无痛肠镜需经过麻醉师评估后方可实施(图4-2)。

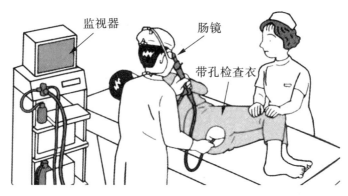

图4-2　肠镜检查

### 2. 哪些人不能做无痛电子肠镜?

无痛电子肠镜属于有创侵入性操作,特殊情况的患者要暂缓或杜绝做此项检查。

(1)如有便秘、呕吐、药物过敏史、出血性疾病、心血管、肝肾疾病、月经期等特殊情况,请提前告知医生,以便做出相应的处理。妇女月经期间不宜做肠镜检查。

(2)60岁以上患者及心脑肺疾病患者,最好带上心电图报告单,并带好备用药,高血压患者应在喝完最后一次清肠液后服用降压药。

(3)检查前1周内有服用阿司匹林、氯吡格雷、华法林及其他活血药物的,需要告知医生;如需要做肠镜下治疗,如切除肠息肉,须停用上述药物5~7天。

(4)检查时应有一名家属陪同前来。既往曾行肠镜检查的请带上既往的肠镜检查报告,以便医生检查过程时对比病情。

### 3.无痛电子肠镜前患者需要做哪些准备?(视频:肠道准备)

清洁度高的肠道是肠镜检查的必备条件。人肠子的长度有 5~7 米,这也潜在地增加了肠道准备的难度。因此,检查前肠道的准备工作十分重要。

肠道准备

(1)选择合适肠道清洁剂,常用的肠道清洁剂各具特点,口服肠道清洁剂的选择需综合考虑患者的基础疾病、接受程度、诊疗目的、制剂优缺点以及用药史等因素,医护人员给予针对性的用药指导。聚乙二醇电解质散是目前国内常用制剂。

(2)洗肠效果评估:服用至排出无色或淡黄色透明无渣水样便为止。

### 4. 做无痛电子结肠镜检查前不能吃什么?(视频:无痛胃肠镜检查前的注意事项)

红枣、番茄、鸭血、韭菜、青菜、海带、火龙果、猕猴桃等果皮黏性大,颜色深,籽粒多,不易排出肠道,结肠镜检查前禁止食用。肠镜检查前一天晚上应进食流质饮食,如米粥等,22 点后不再进食。

无痛胃肠镜检查前的注意事项

肠镜检查当日应禁食,检查前 2 小时禁止饮水,避免麻醉时引起误吸、呛咳等。

### 5. 无痛电子肠镜检查后需要注意什么呢?(视频:无痛胃肠镜检查后的注意事项)

肠镜检查结束后并非万事大吉了,要注意观察有无以下不适症状。

(1)检查结束后因空气积聚于大肠内,可能感到腹胀不适,但数小时后会渐渐消失,如腹胀明显,应及时告诉医生,医生会做相应的处理。

(2)若出现持续性腹痛或大便带出血量多的情况,应及时告诉医生,以免出现意外。

无痛胃肠镜检查后的注意事项

(3)注意观察和判断病情,应注意大便颜色(观察大便是否带血)、腹痛、不适感或体温升高等情况。

(4)麻醉清醒后在医护人员允许的情况下由家属陪伴离开医院,24 小时内不开车,不进行高空作业。

### 6. 无痛电子肠镜检查后应食用什么食物？

肠镜检查后，建议只吃易消化的食物。以下推荐食谱品种多样丰富，可根据自己爱好来选择。

（1）水：肠镜检查后的首要任务是补水，可以通过喝水或饮料以及食用以液体为主的食物（如汤和苹果泥）来达到这一目的。

（2）电解质饮料：脱水时及时补充电解质非常重要，很多运动饮料可以帮助恢复电解质。

（3）蔬菜汁或果汁、凉茶：可以选择各种各样的蔬菜、水果和混合饮料，这些果汁还含有电解质和额外的营养素。

（4）饼干、坚果酱、苹果酱、土豆泥、白鱼、汤、白吐司或面包：这些食物很容易消化，都是肠镜检查后的好选择。

（5）煮熟的蔬菜：在肠镜检查之后，蒸熟、烤熟或炒熟的蔬菜也很软，适合食用。

（6）在肠镜检查后的 1 天左右的时间里，不要吃难以消化的食物，比如高纤维和辛辣的食物；同时避免吃油腻的食物，以免引起麻醉后的恶心和呕吐。

（7）如果在检查的同时还进行了其他手术，如息肉切除，医生可能会建议进一步限制饮食。包括限制食用含有小种子、玉米粒和坚果的食物，因为这些小而硬的颗粒会被困在愈合的伤口中，导致感染。

（8）在肠镜检查时，有气体被吹入肠道使其打开，以便在肠镜检查时能获得更好的视野。手术后，这些多余的气体可能会让人不舒服，可能会觉得需要更频繁地排气（放屁）。正因为如此，要尽量避免食用会产生额外气体的食物，如豆类或碳酸饮料等。

（杨　嫚）

# 五、肝脏疾病护理

## （一）病毒性肝炎

### 1. 什么是病毒性肝炎？

病毒性肝炎（viral heptitis）是由多种肝炎病毒引起的常见传染病，具有传染性强、传播途径复杂、流行面广泛、发病率较高等特点，严重影响患者及亲属的健康生活，患者承受了巨大的心理压力，生活质量也随之下降。

### 2. 病毒性肝炎包括哪些类型？

人类的病毒性肝炎有五大类：甲肝、乙肝、丙肝、丁肝、戊肝。全称为某型病毒性肝炎，其中大家最为熟悉的是乙型病毒性肝炎（简称乙肝）。各型肝炎可同时或先后感染，混合感染或重叠感染，会使症状加重。

### 3. 什么是甲肝、乙肝、丙肝、丁肝、戊肝？

甲型病毒性肝炎，简称甲型肝炎、甲肝，是一种由甲型肝炎病毒（HAV）引起的，以肝脏炎症病变为主的传染病。粪口途径为主要传播途径，日常生活接触是主要传播方式，水和食物的污染可引起甲型肝炎暴发流行。

乙型病毒性肝炎，简称乙型肝炎、乙肝，是一种由乙型肝炎病毒（HBV）引起的以肝脏病变为主的一种传染病。主要通过血液途径传播的肝脏疾病，可通过母婴、血和血液制品、破损的皮肤黏膜及性接触传播。

丙型病毒性肝炎，简称为丙型肝炎、丙肝，是一种由丙型肝炎病毒（HCV）感染引起的病毒性肝炎。主要通过血液传播、性传播和母婴传播。

丁型病毒性肝炎，简称丁型肝炎、丁肝，是一种由丁型肝炎病毒（HDV）

与乙型肝炎病毒等嗜肝 DNA 病毒共同引起的传染病。主要通过输血和血制品传播。HDV 与 HBV 重叠感染后,可促使肝损害加重,并易发展为慢性活动性肝炎、肝硬化和重型肝炎。

戊型病毒性肝炎,简称戊型肝炎、戊肝,是一种由戊型肝炎病毒(HEV)感染引起的。少数为食物型暴发或日常生活接触传播,具有明显季节性,多见于雨季或洪水之后。发病人群以青壮年为主,孕妇易感性较高,病情重且病死率高。粪口途径传播是戊型肝炎的主要传播途径,特别是饮用水污染可引起戊型肝炎暴发流行。

### 4. 什么是急性肝炎和慢性肝炎?

急性肝炎是指在多种致病因素的影响下导致患者的肝功能受损(且其肝功能受损的时间不超过半年),致使其出现低热、无力、食欲减退、恶心、呕吐及肝区不适等一系列症状的一种肝脏疾病。

慢性肝炎是由诸多因素引发的一组肝病症状,病程至少持续超过 6 个月的肝脏坏死和炎症,病程呈波动性或持续进行性,将会对患者的机体健康与正常生活产生严重的不良影响,因此需要采取有效的药物进行治疗。

### 5. 病毒性肝炎可以重叠感染吗?

由于各种类型的病毒性肝炎之间无交叉免疫,因此个体可同时或先后发生感染,出现混合感染或重叠感染,不仅会延长疾病病程,还可能增加肝衰竭、死亡等发生的风险。

### 6. 病毒性肝炎是如何感染的?

甲型病毒性肝炎:粪-口途径为主要传播途径,日常生活接触是散发性发病的主要传播方式,而水和食物特别是水生贝类的污染可引起甲型肝炎暴发流行。

乙型病毒性肝炎:体液传播是乙型肝炎的主要传播途径,含有乙肝病毒的体液或血液可通过输血及血制品、预防接种、药物注射和针刺、性接触等方式传播。生活中的密切接触是次要的传播途径。母婴传播,包括经胎盘、

分娩、哺乳、喂养等方式引起的 HBV 感染,约占我国婴幼儿 HBV 感染的
1/3。乙肝传染源是患者和无症状乙肝表面抗原携带者,病毒通过血液、精
液、阴道分泌物、唾液、乳汁、月经、泪液、尿、汗等排出体外,尤以血液、精液、
阴道分泌物、唾液、月经最要重视。需要注意的是日常生活、工作和学习接
触不会传播乙肝病毒,乙肝病毒表面抗原阳性者可结婚、生育。

丙型病毒性肝炎:主要经输血、针刺、吸毒等传播,丙型肝炎占输血后肝
炎的90%,输血是丙型肝炎感染的主要传播途径,还可通过生活中的密切接
触,包括性接触及注射、文身等方式传播,也可通过母婴传播。

丁型病毒性肝炎:主要通过输血和血制品传播,与乙型肝炎的传播方式
相似。HDV 与 HBV 重叠感染后,可促使肝损害加重,并易发展为慢性活动
性肝炎、肝硬化和重型肝炎。

戊型肝炎:少数为食物型暴发或日常生活接触传播,具有明显季节性,
多见于雨季或洪水之后。发病人群以青壮年为主,孕妇易感性较高,病情重
且病死率高,无家庭聚集现象。粪-口途径传播是戊型肝炎的主要传播途
径,特别是饮用水污染可引起戊型肝炎暴发流行。

### 7. 什么是肝炎病毒"携带者"? 与病毒性肝炎患者有什么不同?

乙肝病毒携带者是否有传染性主要取决于个体血液中的乙肝病毒定
量,也就是 HBV-DNA 水平。如果 HBV-DNA 呈阳性,则具有传染性,而且
HBV-DNA 载量越高,传染性越强;HBV-DNA 如果呈阴性,则不具有传
染性。

### 8. 哪些人是病毒性肝炎的高危人群?

没有感染过或没有接种过疫苗者;与感染者共同生活者;居住环境卫生
条件差者均为感染病毒性肝炎高危人群的广泛性特征。另有高危人群,如
有输血或应用血液制品史;有职业或其他原因(纹身、穿孔、针灸等)所致的
针刺伤史;有医源性暴露史,包括手术、透析、不洁口腔诊疗操作;有高危性
行为史;有吸毒、静脉药瘾史等。

## 9. 吸毒会增加病毒性肝炎的患病风险吗?

毒品是威胁全世界人群健康的危险因素,吸毒会大大增加病毒性肝炎,尤其是乙肝、丙肝的传染率。据 2012 年全球调查中显示,约有 1 600 万人通过静脉吸毒,已有超过 2/3 人群感染丙型肝炎病毒,感染率高达 65%。其传播途径主要为注射毒品时通常反复或共用同一注射器,导致乙肝和丙肝病毒通过针头快速传播,增加了患病风险。

乙型肝炎和丙型肝炎的传播途径之一是经血液/体液传播,文身、文眉、拔牙过程中,黏膜损伤、出血的频率也较高,尤其是在非正规医疗机构操作,其消毒隔离措施不够规范会增加感染病毒性肝炎的风险。

## 10. 病毒性肝炎临床表现有哪些?

病毒性肝炎的临床表现包括消化道症状、疲乏无力、黄疸、肝区痛、肝大、脾大、皮肤黝黑、腹水、出血、肝性脑病等,各临床表现的特点如下。

(1)消化道症状:如食欲减退、厌油腻、恶心、呕吐、腹胀、溏便或便秘等。

(2)疲乏无力:是乙型肝炎最常见的症状。轻者工作效率下降,懒惰,重者全身疲乏无力、双腿沉重。

(3)黄疸:黄疸是急性黄疸型肝炎的突出表现。先见于巩膜,而后皮肤出现黄染,一般 2~3 周逐渐消退。

(4)肝区痛:肝区痛是乙型肝炎的常见症状之一,自觉右上腹或右季肋部持续性胀痛。于活动、久坐后加重,卧床休息后可缓解。右侧卧加重,左侧卧可减轻。个别患者可发生针刺样或牵拉样疼痛。

(5)肝大:肝大占 60%~95%,一般肿大程度不显著。急性期肝大较轻,质地柔软,随着病程的进展,肝大逐渐增加、变硬。

(6)脾大:乙型肝炎患者有 20%~30% 发生脾大。急性肝炎一般只轻度肿大,质地较软,慢性肝炎脾大较急性肝炎多,肿大程度较显著,质地较硬。

(7)皮肤黝黑:有时可见蜘蛛痣、肝掌,多见于慢性肝炎和肝硬化。

(8)腹水:重症肝炎,部分慢性活动性肝炎,可出现程度不等的腹水。轻者易被忽略,可借助超声波检查确诊。重者形如蛙腹。

（9）出血：急性重型肝炎和亚急性重型肝炎有广泛的出血现象，如鼻出血、牙龈出血、皮肤疹斑、便血等。

（10）肝性脑病：肝性脑病是肝功衰竭的一种表现，是肝脏疾病过程中极严重的症状。肝性脑病主要发生于重症肝炎和肝硬化。

## 11. 病毒性肝炎可以治愈吗？

病毒性肝炎包括甲型、乙型、丙型、丁型和戊型 5 个类型，每个类型的治愈情况各不相同，具体如下。

（1）甲型病毒性肝炎：急性感染后多可治愈，感染后获得持久免疫力，一般无二次感染。

（2）乙型病毒性肝炎：可以有效控制但不能治愈。

（3）丙型病毒性肝炎：治疗的终点是持续病毒学应答。

（4）丁型病毒性肝炎：不能治愈。

（5）戊型病毒性肝炎：是自限性疾病，可以治愈。

## 12. 病毒性肝炎可以发展成肝硬化或肝癌吗？

肝炎肝硬化目前认为是由慢性乙型、丙型、丁型病毒性肝炎发展而成，早期由于肝脏代偿功能较强可无明显症状，后期则以肝功能损害和门脉高压为主要表现，并有多系统受累，晚期常出现上消化道出血、肝性脑病、脾功能亢进、腹水、癌变等并发症。

## 13. 患有病毒性肝炎可以生育吗？

病毒性肝炎包括甲型、乙型、丙型、丁型和戊型 5 个类型，每个类型的传播途径各不相同，具体情况如下。

（1）甲肝和戊肝一般不通过母婴传播，建议治愈后再生育。

（2）乙型病毒性肝炎：母婴垂直传播是乙型肝炎重要的传播途径之一。如患者在备孕期间肝功能正常且进行规范治疗后是可以生育的，但如果肝功能异常或乙肝病毒复制率超出正常值，建议到医院就诊治疗后再怀孕生育。

（3）丙型病毒性肝炎：母婴垂直传播是丙型肝炎重要的传播途径之一。丙型肝炎是可以治愈的，HCV 感染不是妊娠的禁忌证。若在孕前发现丙肝病毒感染，应先治愈再生育。未治愈或已经怀孕的丙肝病毒感染母亲，母婴传播的风险大约为 2%，应避免羊膜腔穿刺和其他侵入性胎儿检测，尽量缩短分娩时间，保证胎盘的完整性，减少新生儿暴露于母血的机会。

（4）丁型病毒性肝炎：一般与乙肝重叠感染，也可以通过母婴传播。丁型肝炎病毒和乙型肝炎病毒联合感染与严重急性肝炎相关，且死亡风险升高 10 倍。目前没有有效的措施预防母婴传播。

### 14. 病毒性肝炎的常用检查方法有哪些?

病毒性肝炎的常用检查方法包括病原学检查、血尿常规检查、肝功能检查、凝血功能检查、肝纤维化指标、影像学检查（彩超、CT、磁共振成像）、其他生化指标（血氨、甲胎蛋白）、肝穿刺活检术等。

### 15. 什么是肝功能检查? 有何意义?

肝功能有两层意思，一是指肝脏的生理功能，即解毒、代谢、分泌胆汁、免疫防御功能等；另一方面是指医院检验科里的一项医学检验项目，通过检测经过肝脏代谢的血清生物化学成分变化来表达肝脏的一部分功能，包括胆红素、白蛋白、球蛋白、转氨酶、γ-谷氨酰转肽酶等。

肝功能的检查包括反映肝细胞损伤的项目、肝脏分泌和排泄功能的项目、肝脏合成储备功能的项目、肝脏纤维化和肝硬化的项目和肝脏肿瘤的血清标志物等，主要用来判断有无肝脏损害，评估肝病严重程度，追踪肝病进展以及判断治疗效果和预后。

### 16. "转氨酶"升高说明了什么?

可反映肝功能的指标包括胆红素、白蛋白、球蛋白、甲胎蛋白、转氨酶、碱性磷酸酶、谷酰胺转肽酶、凝血酶原时间、PT 活动度。

"转氨酶"是肝脏内的一种正常酶类，通常情况下出现在血液中的量是比较少的，在肝脏细胞有破坏或是损伤的情况下就容易出现转氨酶的增高，所以临床上检查转氨酶主要是了解肝脏的情况,升高提示可能存在肝细胞受损伤。

### 17. 乙肝五项和肝功能检查能相互替代吗?

乙肝五项和肝功能是不同的两个检查项目,二者完全不同,有很多患者对二者不能区分。一般较正规的体检均包括肝功能和乙肝五项检查,但目前国家为保护乙肝患者的隐私,规定在部分体检中只检查肝功能而不检查乙肝五项。但必须提醒,肝功能正常不等于没有乙肝,必须经过乙肝五项检查才能确定是否患有乙肝。

### 18. 如何辨别乙肝大三阳和小三阳?(视频:如何辨别乙肝大小三阳)

经常有患者因为肝功能异常或者常规体检进行乙肝五项的检查,检查结果中的(+)(-)往往让人一头雾水。很多百姓或患者会对自己的乙肝五项结果产生误解。那么,我们常说的"乙肝两对半"是什么呢?①乙肝表面抗原(HBsAg);②乙肝表面抗体(抗-HBs);③乙肝 e 抗原(HBeAg);④乙肝 e 抗体(抗-HBe);⑤乙肝核心抗体(抗-HBc)。最简单的记法就是记住大部分医院常见的乙肝五项化验单上面的序号标记,但是大家要深记含义,不要只记序号。我们先简单聊一下"大三阳""小三阳""大二阳""小二阳"这些简称的"深刻"含义。

如何辨别乙肝大小三阳

大三阳:①、③、⑤项阳性,其余 2 项阴性,俗称乙肝大三阳,说明是急、慢性乙肝,传染性相对较强。

小三阳:第①、④、⑤项阳性,其余 2 项阴性,俗称乙肝小三阳,说明是急、慢性乙肝,传染性相对较弱.

大二阳:第①、③项阳性,其余 3 项阴性,俗称乙肝大二阳,说明是急性乙肝的早期。

小二阳:第①、⑤项阳性,其余 3 项阴性,俗称乙肝小二阳,说明是急、慢性乙肝,即急性乙型肝炎病毒感染、慢性 HBsAg 携带者、传染性弱。

掌握乙肝五项的基本知识,做好早发现、早治疗、早预防,减轻患者的不必要担心,为肝炎患者掌握最佳治疗时机。

## 19. 大三阳一定比小三阳严重吗?

如果是小三阳同时 HBV-DNA 定量检查长期阴性,说明患者处于免疫控制期,是一种比较好的状态。如果是小三阳但 HBV-DNA 定量检查阳性,则很可能治疗起来较大三阳麻烦,而且还可能存在更大的患肝癌的风险。因此大三阳不一定比小三阳严重,还要看 HBV-DNA 定量检测结果及其他检查结果,小三阳患者不要因盲目乐观而贻误病情,大三阳患者做好早发现、早治疗、早预防,掌握最佳治疗时机,减少并发症的发生。

## 20. 乙肝大三阳会传染给孩子吗?

乙肝大三阳是可以通过母婴传播的途径传染给孩子的,但对大三阳的育龄女性妊娠前、妊娠期及产后进行规范管理,妊娠期乙肝活动的治疗,新生儿乙肝免疫球蛋白和乙肝疫苗联合免疫是可以实现 HBV 母婴"零"传播的。

## 21. 病毒性肝炎的治疗方法有哪些?

病毒性肝炎一般采取综合疗法,绝大多数肝炎患者都可恢复健康,治疗原则以适当休息、合理营养为主,适当辅以药物,避免饮酒、过度劳累和使用对肝脏有损害的药物,各型肝炎治疗方法如下。

(1)甲型病毒性肝炎:治疗原则是以休息、抗感染保肝治疗、支持治疗和对症治疗,其目的是改善肝炎急性期症状,促进肝损害修复,减少并发症,降低 HAV 传播。

(2)乙型病毒性肝炎:急性乙型肝炎的治疗主要是对症和保肝治疗;慢性乙型肝炎的抗病毒治疗主要包括干扰素和核苷(酸)类似物。

(3)丙型病毒性肝炎:确诊为血清 HCV-RNA 阳性的丙型肝炎患者需要抗病毒治疗(干扰素或 DAA),慢性丙型肝炎患者只要 HCV-RNA 阳性,没有治疗的禁忌证,就应考虑尽早给予抗病毒治疗。抗病毒治疗的目的是清除 HCV,达到治愈。

（4）丁型病毒性肝炎：针对乙肝和丁肝重叠感染的抗病毒治疗，干扰素-α抗病毒治疗；应用拉米夫定抑制乙型肝炎病毒的复制；应用磷甲酸盐抗病毒治疗。

（5）戊型病毒性肝炎：急性期患者应卧床休息，适当补充营养物质。戊型肝炎为自限性疾病，一般无须抗病毒治疗，可酌情应用一些保肝药物。

### 22. 如何护理病毒性肝炎患者？（视频：肝脏疾病的护理）

肝脏疾病的护理

合理饮食，以高蛋白、高维生素、高纤维、低脂肪饮食为主，少食动物脂肪、油炸食品、咸肉、含脂牛奶，禁忌饮食过量，禁酒；保持平静心态，自我管理情绪，积极参加社会活动，正常生活和工作，学会释放压力，做个快乐的人；普通携带患者避免高强度工作和劳动。发病患者肝功能好转时，可逐步开始活动，以不疲劳为原则；一旦发现病毒性肝炎要及时到医院进行肝病检查，判断病情状况然后进行对症治疗，及时治疗疾病；此外，避免伤肝。

### 23. 与病毒性肝炎患者接吻和拥抱会被感染吗？

甲肝、戊肝以粪-口途径为主要传播途径，日常生活接触是散发性发病的主要传播方式，所以接吻会被感染。丁型病毒性肝炎是由丁型肝炎病毒与乙型肝炎病毒等嗜肝 DNA 病毒共同引起的传染病，主要通过输血和血制品传播，与乙型肝炎的传播方式相似；接吻、拥抱若无皮肤破损及其他无血液暴露的接触一般不传播乙、丙型肝炎。

### 24. 与病毒性肝炎患者一同进餐会被感染吗？

甲肝、戊肝多为急性，可以经口传播，一般有 4 周传染期（发病前 2 周和发病后 2 周），一同就餐确实有传染的可能性。这 2 种肝炎需要隔离治疗。乙肝、丙肝、丁肝则不会通过消化道传染，主要是经血液、体液和母婴 3 种途径传播。日常生活中握手、共同就餐等无血液暴露的接触，都不会传染。除非口腔内有伤口（如口腔溃疡），且恰好携带有病毒的唾液落到伤口处，才有可能被感染，但是这种概率很小。

### 25. 日常生活中如何避免肝炎患者传染给家属?

家中有肝炎患者为避免传染,家人最好接种乙肝疫苗,可以起到预防作用。经消化道传播的肝炎注意生活细节也可防控,同时做到以下注意事项。

(1)注意个人卫生,不共用剃须刀和牙具等用品。

(2)进行正确的性教育,若性伴侣为乙肝病毒表面抗原阳性者,应接种乙型肝炎疫苗;对有多个性伴侣者应定期检查,加强管理,性生活时应用安全套。

(3)养成勤洗手的习惯,饭前便后洗手。

(4)对肝炎患者使用过的物品进行消毒,包括分餐、固定餐具、餐具消毒等,防止接触后再经粪口途径传播。

### 26. 如何预防病毒性肝炎?(视频:如何预防病毒性肝炎)

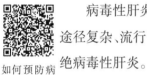
如何预防病毒性肝炎

病毒性肝炎是由多种肝炎病毒引起的常见传染病,具有传染性强、传播途径复杂、流行面广泛、发病率较高等特点。因此有效掌握预防的方法可杜绝病毒性肝炎。

(1)身体素质:多锻炼身体,保障营养均衡,注意劳逸结合。

(2)预防接种:遵守《计划免疫管理条例》,疫苗是预防乙肝的首选,接种乙肝疫苗是预防乙肝最安全、有效的措施。全程接种乙肝疫苗后,80% ~ 95%的人群可产生免疫能力,保护效果可持续20年以上。严格全程接种共3针,按照0、1、6个月程序,即接种第1针疫苗后,间隔1个月及6个月注射第2及第3针疫苗。

(3)规范生活:重在传播途径预防,对牙科器械、内镜等医疗器具应严格消毒,严格防止医源性传播。服务行业中的理发、刮脸、修脚、穿刺和文身等用具也应严格消毒。以上操作应到规范的大医院进行。

(4)感染者和携带者管理:对慢性乙肝病毒携带者和丙型病毒性肝炎者不能献血,按照国家法律规定不能从事特殊职业,如服兵役等,可照常生活、学习和工作,但要加强随访;对急性或慢性乙型肝炎患者,可根据其病情由医生确定是否住院或在家治疗。

（5）疾病防控：甲肝和戊肝病毒主要经消化道传播，防止"病从口入"，生活中主要以切断传播途径为重点的综合性预防。①重点抓好水源保护和环境卫生，防止水源污染，饮水消毒；②注意个人卫生，养成勤洗手的习惯，饭前、便后洗手；③严格执行餐具、食用消毒制度；④对患者活动区域消毒或使用过的物品进行消毒，包括分餐、固定餐具、餐具消毒等，防止接触后再经粪口途径传播；⑤注意食品卫生，生食、熟食分开放置，熟食制作达到消毒目的；⑥不生吃水生贝类食物，生吃蔬菜要尽量洗净；⑦加强排泄物管理，做好污水处理。

## （二）脂肪肝

### 1. 什么是脂肪肝？

脂肪肝（fatty liver）已成为仅次于病毒性肝炎的第二大肝病，指的是由于疾病或药物等因素导致肝细胞内脂质积聚超过肝湿重的5%。肝内积聚的脂质依病因不同可以是三酰甘油、脂肪酸、磷脂或胆固醇酯等，其中以三酰甘油为多。根据脂肪含量，可将脂肪肝分为轻型（含脂肪5%～10%）、中型（含脂肪10%～25%）、重型（含脂肪25%～50%或>30%）三型。脂肪肝是一个常见的临床现象，而不是一个独立的疾病，包括脂肪变性、脂肪肝炎和肝硬化等病理改变。脂肪肝临床表现轻者无症状，重者病情凶猛。实验室检查缺乏特异性，确诊靠肝穿刺活检。一般而言，脂肪肝属可逆性疾病，早期诊断并及时治疗常可恢复正常。

### 2. 脂肪肝究竟是不是病？

脂肪肝顾名思义，肝内脂肪过多。肝脏正常情况下是有脂肪的，大概占肝脏湿重的2%～5%；如果超过5%那就是脂肪肝了。脂肪肝也算得上是当今一种"时髦"病，全球每100个成年人中就有20～30例脂肪肝患者，在肥胖症患者中，这一比例高达60%～90%。很多人认为，脂肪肝没有明显症状，也不会造成身体痛苦且病情稳定、发展缓慢，不需要太把它当回事儿，也不用认真治疗。殊不知，人的肝脏可比身材更怕"胖"哦，从脂肪肝到肝癌仅仅需要 4 步！脂肪肝—肝纤维化—肝硬化—肝癌！

### 3. 脂肪肝是如何形成的？

发生脂肪肝不仅是因为体重太胖，还有很多因素。

(1)肥胖性脂肪肝:肝内脂肪堆积的程度与体重成正比。30%～50% 的肥胖症合并脂肪肝，重度肥胖者脂肪肝病变率高达 61%～94%。肥胖者体重得到控制后，其脂肪浸润亦减少或消失。

(2)酒精性脂肪肝:长期嗜酒者 75%～95% 有脂肪浸润。每天饮酒超过 80～160 克则酒精性脂肪肝的发生率增长 5～25 倍。

(3)快速减肥性脂肪肝:禁食、过分节食或其他快速减轻体重的措施可引起脂肪分解短期内大量增加，使肝内有害物质大量增加，损伤肝细胞，导致脂肪肝。

(4)营养不良性脂肪肝:营养不良导致蛋白质缺乏是引起脂肪肝的重要原因，多见于摄食不足或消化障碍，不能合成载脂蛋白，以致三酰甘油积存肝内，形成脂肪肝。

(5)糖尿病脂肪肝:糖尿病患者中约 50% 可发生脂肪肝，其中以成年患者为多。因为成年后患糖尿患者有 50%～80% 是肥胖者，脂肪肝病变既与肥胖程度有关，又与进食脂肪或糖过多有关。

(6)药物性脂肪肝:某些药物或化学毒物通过抑制蛋白质的合成而致脂肪肝，如四环素、肾上腺皮质激素、嘌呤霉素、环己胺、吐根碱以及砷、铅、银、汞等。

(7)妊娠脂肪肝:多在第一胎妊娠 34～40 周时发病，病情严重，预后不佳，母婴死亡率分别达 80% 与 70%。

(8)其他疾病引起的脂肪肝:结核、细菌性肺炎及败血症等感染时也可发生脂肪肝，病毒性肝炎患者若过分限制活动，加上摄入高糖、高热量饮食，肝细胞脂肪易堆积;接受激素治疗后，脂肪肝更容易发生。还有所谓胃肠外高营养性脂肪肝、中毒性脂肪肝、遗传性疾病引起的脂肪肝等。

### 4. 脂肪肝的脂肪来自何方？

脂肪肝的脂肪主要通过葡萄糖在肝脏中转化而来;食物内脂肪的消化、

吸收与储存;身体外周储存脂肪,动员并向肝脏转移;肝脏内脂蛋白合成和排出障碍;肝脏脂肪酸氧化分解障碍,造成肝细胞内脂肪堆积。

### 5.脂肪肝有哪些类型?

脂肪肝主要包括:肥胖性脂肪肝、酒精性脂肪肝、快速减肥性脂肪肝、营养不良性脂肪肝、糖尿病脂肪肝、药物性脂肪肝、妊娠脂肪肝、其他疾病引起的脂肪肝。

### 6.脂肪肝有哪些危害?

脂肪肝是全身疾病累及肝脏的一种病理改变,其危害也不仅仅限于肝脏。脂肪肝是一种疾病,而不是亚健康。脂肪肝与多种疾病相关,例如肥胖症、糖尿病脂血症、高血压、冠心病、痛风、胆石症、睡眠呼吸暂停综合征等。

### 7.哪些人容易得脂肪肝?

脂肪肝的高危人群主要包括:①结核、细菌性肺炎及败血症等感染时;②病毒性肝炎患者若过分限制活动,加上摄入高糖、高热量饮食,肝细胞脂肪易堆积;③接受激素治疗后;④胃肠外高营养性脂肪肝、中毒性脂肪肝、遗传性疾病等。

### 8.哪些人容易得肥胖性脂肪肝?

肥胖性脂肪肝形成的原因,有人认为是食物中含有高热量糖类所致,并不是脂肪过高或蛋白质饮食缺乏所致。脂肪肝可伴有肝细胞坏死,形成脂肪肝性肝炎,即使是某些非酗酒女性的病患,时间久了,也有可能会发展成为肝硬化。肥胖者、年长者、喜荤者、少动者、易饿等人群更加容易得肥胖性脂肪肝。

### 9.脂肪肝常见的认识误区有哪些?

误区一:吃素不担心患脂肪肝。误区二:脂肪肝多吃水果有益。误区三:快速减肥可以治疗脂肪肝。误区四:脂肪肝仅仅是肝病。误区五:无症状脂肪肝不需要治疗。误区六:脂肪肝治疗需服用药物。误区七:运动项目越多越好。误区八:运动量越大越好。

### 10. 得了脂肪肝肝脏还能恢复正常吗?

脂肪肝的发生,主要因为饮食结构不合理和酗酒所致,因此建立合理、平衡的饮食结构和规律性的饮食方式,不酗酒,常饮淡茶,坚持适当的体育锻炼,积极治疗原发病,一般可恢复正常。患者需要充分认识疾病,树立信心,改变不良生活方式,就能自我治愈,延缓并发症出现。

### 11. 脂肪肝有哪些临床症状?

脂肪肝临床症状主要包括:食欲不振、恶心、呕吐、厌油腻、饭后腹胀、明显疲乏感、中上腹或右上腹隐隐作痛,饭后或运动时可以更加明显,大便不规则,可伴有便秘或稀便。此外,不定期可有多种维生素缺乏的症状,如周围神经炎、舌炎、口角炎、皮肤瘀斑等。

### 12. 脂肪肝需要做哪些检查?

脂肪肝临床表现轻者无症状,重者病情凶猛。实验室检查缺乏特异性,确诊靠肝穿刺活检。主要的检查包括肝功能、CT、彩超、磁共振成像、彩超引导下肝活检。一般而言,脂肪肝属可逆性疾病,早期诊断并及时治疗常可恢复正常。

### 13. 怎样治疗脂肪肝?

脂肪肝不仅是一个可逆性疾病,而且也是全身性疾病在肝脏的一种病理表现,如能早期发现,针对病因及时综合治疗,肝内病变在进一步演变为肝硬化以前仍可得到逆转。脂肪肝的治疗可概括为以下几方面。

(1)酒精性脂肪肝的治疗原则:戒酒,何时戒酒都不晚,摆脱酒精依赖,杜绝戒酒后复饮,营养支持,应用抗炎保肝药物。

(2)非酒精性脂肪性肝病的治疗原则:控制体重,饮食治疗,运动治疗,限制饮酒,防治糖尿病,调整血脂,控制血压,保肝抗炎,防治其他肝病和并发症。

饮食治疗是绝大多数慢性脂肪肝患者最基本的治疗方法,也是预防和控制肝病进展及肝外并发症的重要措施。

## 14. 如何预防肥胖性脂肪肝?

由于肥胖性脂肪肝目前尚无特效治疗方法,而且对人类健康的威胁较大,故预防更显得重要。

(1)强调不同年龄段的人群均应重视预防,如母亲妊娠期应合理饮食,防止妊娠期糖尿病的发生,避免胎儿过度肥胖。

(2)婴幼儿期孩子对饮食缺少控制能力,需要父母加以帮助,使其从小养成良好的饮食习惯,少吃糖果、糕点等甜品,不暴饮暴食,并培养爱好运动的习惯。

(3)青春期发胖者相对少见,但应注意一些疾病的肥胖(如 1 型糖尿病、垂体功能障碍等),一旦发现体重异常增加,应尽快去医院检查。

(4)中年期人群易发胖,故科学的饮食结构加上适当的体育锻炼,保持热量进出平衡,有助于防止肥胖及脂肪肝的发生。

(5)老年期人群除注意单纯性肥胖外,还应注意各种疾病继发所致的肥胖。

## 15. 脂肪肝患者如何饮食?

脂肪肝的饮食要点是:加强饮食管理,严格控制总热量摄入,减少脂肪、胆固醇和单糖、双糖食物的摄入,保证足够的优质蛋白,增加膳食纤维和维生素的摄入量,保证营养均衡。

(1)绝对禁酒。

(2)选用去脂牛奶或酸奶。

(3)每天吃的鸡蛋黄不超过 2 个。

(4)忌用动物油;植物油的总量也不超过 20 克。忌食煎炸食品。

(5)不吃动物内脏、鸡皮、肥肉及鱼子、蟹黄。

(6)不吃巧克力。晚饭应少吃,临睡前切忌加餐。

（7）每天食用新鲜绿色蔬菜 500 克。吃水果后要减少主食的食量。

（8）降脂的食品有：燕麦、小米等粗粮，黑芝麻、黑木耳、海带、发菜以及菜花等绿色新鲜蔬菜。

### 16. 脂肪肝患者如何正确运动？

脂肪肝患者应加强运动，但是在运动时应注意运动种类、强度、时间和频率，做到科学运动。

（1）运动种类：有氧运动，比如慢跑、骑自行车、上下楼梯、爬坡、打羽毛球、踢毽子、拍皮球、跳舞、做广播体操、跳绳和游泳等，这类运动对脂肪肝的人降脂减肥、促进肝内脂肪消退的效果较好。

（2）运动强度：脂肪肝的人应根据运动后劳累程度和心率（脉搏）选择适当的运动量，以运动时脉搏每分钟为 100～160 次（以 170 减去实际年龄），持续 20～30 分钟，运动后疲劳感于 10～20 分钟内消失为宜。亦有人认为，运动量的大小以达到呼吸加快，微微出汗后再坚持锻炼一段时间为宜。

（3）运动实施的时间带和频率：下午或晚上锻炼要比上午锻炼多消耗20% 的能量。因此，运动锻炼时间最好选择在下午或晚上进行；散步的最佳时间是晚饭后 45 分钟，此时热量消耗最大，减肥的功效也最好。运动实施的频率以每周 3～5 天较为合适，具体应根据实施者的肥胖程度、余暇时间以及对运动的爱好等因素来决定。如果运动后的疲劳不持续到第 2 天，每天都进行运动也可以。

### 17. 脂肪肝患者饮食要求有哪些？（视频：非酒精性脂肪肝的自我管理）

非酒精性
脂肪肝的
自我管理

饮食治疗是大多数脂肪肝患者治疗的基本方法，也是预防和控制脂肪肝病情进展的重要措施。应该制定并坚持合理的饮食制度，瘦肉、鱼类、蛋清及新鲜蔬菜等富含亲脂性物质的膳食，有助于促进肝内脂肪消退，高纤维类的食物有助于增加饱腹感及控制血糖和血脂，这对于因营养过剩引起的脂肪肝尤其重要。

我们所说的高纤维类的食物有玉米麸、粗麦粉、糙米、硬果、豆类、香菇、海带、木耳、鸭梨、魔芋等。同时,应注意充分合理饮水,一般成人每日需饮水2 000毫升,老年人1 500毫升,肥胖者因体内水分比正常人少15%~20%,故每日饮水量需2 200~2 700毫升,平均每3小时摄入300~500毫升;饮用水的最佳选择是白开水、矿泉水、净化水以及清淡的茶水等,切不可以各种饮料、牛奶、咖啡代替饮水。如果是营养过剩性脂肪肝的人,饭前20分钟饮水,使胃有一定的饱胀感,可降低食欲、减少进食量,有助于减肥。

## (三)酒精性肝损伤

### 1. 什么是酒精性肝病?(视频:认识酒精性肝病)

酒精性肝病(alcoholic hepatitis,ALD)俗称酒精肝,是由于长期大量饮酒导致的中毒性肝损伤。初期通常表现为肝细胞脂肪变性,进而可发展成酒精性肝炎、肝纤维化,最终导致酒精性肝硬化、肝细胞癌。

认识酒精性肝病

影响酒精性肝病进展或加重的因素较多,已经公认的危险因素主要包括酒精饮料品种、饮酒方式、饮酒量、饮酒年限、性别、种族、肥胖、肝炎病毒感染、遗传因素、营养状况等。

### 2. 哪些人容易得酒精肝?

酒精是引起酒精肝的罪魁祸首,如自身并发其他疾病,更需注意酒精的摄入。

(1)长期饮酒的人,长期大量饮酒的人易患酒精肝,因为酒水中的酒精对患者的肝脏有很大的毒性作用,会导致患者的肝脏受到严重的损伤,容易引发酒精肝。

(2)一些高血压、心脑血管疾病者,这类人群在大量饮酒后会出现心律不齐、血压升高、心跳加速的症状,所以这类人群肝脏代谢酒精的能力相对较差,是很容易引起酒精肝的发生的。

(3)自身带有肝脏疾病的患者,由于患者本身肝脏已经受到了一定损伤,如果再大量饮酒会导致肝脏的负担加重,引发酒精肝的可能性会大大增高,严重的还会导致患者出现更为危险的疾病。

(4)一些胃肠疾病患者及糖尿病患者,这两类人也是酒精肝的高发人群,主要是由于肝脏本身就受到了一定程度的影响,如果过量饮酒对机体的损伤是多系统、多器官的,可导致患者出现胃炎、消化不良、酒精肝等现象,严重还会导致患者有胃出血现象。

### 3. 适量饮酒也会得酒精肝吗?

达到一定饮酒量或饮酒年限会增加肝损害风险,肥胖或超重可增加酒精性肝病进展的风险。病毒性肝炎患者更要禁酒,否则可能会造成不可逆转的肝损伤,严重者会引起肝衰竭。

### 4. 怎样知道自己是否得了酒精肝?

长期大量饮酒的朋友,出现乏力、食欲缺乏、右上腹隐痛或不适,甚至出现黄疸、蜘蛛痣、肝掌等;加上实验室相关检查如谷丙转氨酶、谷草转氨酶、碱性磷酸酶、转肽酶、血清白蛋白、球蛋白等异常。出现以上情况需谨慎,尽快到医院进行诊治。

### 5. 酒精肝对人体危害有哪些?

酒精肝对人体危害很大,一定要引起足够的重视,如果时间过长,酒精肝发展到肝硬化,对肝脏的损害已经是不可逆转的了。如果再不科学治疗,有可能发展为肝癌。不仅如此,酒精肝还会引发心肌梗死、脑血栓等严重的疾病危及生命。另外,由于酒精肝病程中营养和各种并发症因素,导致免疫力低下极易感染。如果知道自己患上酒精肝后,千万不要伤心,也不要丧失信心,虽然酒精肝发展肝硬化、肝癌的概率非常大,但是如果及时治疗的话,也是完全可以痊愈的,前提是到正规专业的肝病医院,采用科学有效的方法进行治疗。

### 6. 酒精性脂肪肝与非酒精性脂肪肝有何区别?

酒精性脂肪肝与非酒精性脂肪肝在发病原因、实验室检查和影像学检查等方面存在区别,主要如下。

（1）酒精性脂肪肝：有持续 5 年以上的过量饮酒史（男性平均每天摄入酒精大于 40 克，女性为 20 克），或连续 2 周每天大量饮酒（每天摄入酒精量大于 80 克），实验室和影像学检查证实肝病的存在，并能排除其他病因，可明确酒精性肝病的诊断。

（2）非酒精性脂肪性肝病：肝活检符合脂肪性肝病的病理学标准，或肝脏影像学表现符合弥漫性脂肪肝的典型改变；无饮酒史或饮酒折合酒精量小于每周 140 克（女性每周<70 克）；除外病毒性肝炎、药物性肝病、自身免疫性肝病、全胃肠外营养、肝豆状核变性、炎症性肠病、甲状腺功能减退症等可导致脂肪肝的其他疾病，可诊断为非酒精性脂肪性肝病。

### 7. 每天饮多少酒会增加酒精肝风险？

有长期饮酒史，一般超过 5 年，折合乙醇量男性≥40 克/天，女性≥20 克/天，或 2 周内有大量饮酒史，折合乙醇量>80 克/天。都会增加酒精肝风险。［酒精量（克）= 饮酒量（毫升）×酒精含量（%）×0.8］。

尤其是空腹饮酒较伴有进餐的饮酒方式更易造成肝损伤。女性对酒精介导的肝毒性更敏感。维生素 A 的缺少或维生素 E 水平的下降、肥胖或超重可增加酒精性肝病进展；在肝炎病毒感染基础上饮酒，或在酒精性肝病基础上并发 HBV 或 HCV 感染，都可加速酒精肝的发生和发展。另外服用含扑热息痛的感冒药后饮酒，肝脏损伤会加重。

### 8. 喝酒深藏不露的人是不是能喝酒？

深藏不露型虽然表面看起来神色如常，其实他们是最悲剧的，因为他们体内缺乏两种分解酒精的酶，所以不会表现出喝酒脸红的症状，只能依靠肝脏悲催地一点点分解，因此，这种人最搞不清楚自己的底线在哪里，最易喝醉，肝脏也最易受损。因此喝酒不会脸红不代表此人的酒量就一定大，这种人出现酒精中毒的概率反而极高。

### 9. 空腹饮酒危害有多大？

饮酒方式的不同也是导致酒精性肝损伤的一个危险因素，空腹饮酒相比于伴有进餐的饮酒方式更易对肝脏造成损伤,空腹饮酒者患病率较只在进餐时才饮酒者高出 2 倍多。单纯饮用啤酒或葡萄酒者因日均酒精消耗量较低(均<20 克),患病率均较低。多种酒混合饮用或者单纯饮用白酒,特别是空腹饮酒者,患病率最高。

### 10. 病毒性肝炎患者能饮酒吗?

酒精对肝炎病毒感染的患者更容易损伤肝脏。在肝炎病毒感染基础上饮酒,或在酒精肝基础上并发乙型肝炎病毒或丙型肝炎病毒感染,都可加速肝脏疾病的发生和发展。

### 11. 治好了酒精肝还能喝酒吗?

酒精肝患者首先要戒酒,因为很多酒精肝患者都有酒精依赖症,也就是说有酒瘾,不喝酒就难受,酒瘾反过来会加重酗酒,形成恶性循环,这样病情会复发,肝损伤的程度会更严重。

### 12. 酒精性肝病患者如何饮食?

日常食用高热量、高蛋白、高维生素、易消化食物,纠正营养不良。蛋白质每天 1.5 ~ 2.0 g/kg,优选动物蛋白。食物应多样化且富含营养以增加进食的乐趣,补充体能。有腹水时,应给予低盐或无盐饮食,进水量限制在每日 1 000 毫升左右。平时大家吃饭的时候不要盲目,在条件允许的情况下,要以素食、谷类为主,粗细搭配、宜清淡、忌油腻、富营养、容易消化为原则。少食多餐,禁忌生冷、甜腻、辛热的食物。多吃蔬菜水果,常吃奶类、豆类等。还要在生活中注意补充 B 族维生素、维生素 C、维生素 K 及叶酸类较多的食物。

### 13. 酒精性肝病能参加运动吗?

平时锻炼身体能够增强体质,平衡身体内的脂肪,减少或防止疾病的发生。肝病患者要注意休息,做到起居有节,劳逸适量。急性期以休息为主,起居有节,劳逸适量。恢复期活动量循序渐进,以无疲乏感为度,避免耗伤气血。同时注意在康复的过程中应该要根据病情缓急轻重,选择适当的锻炼方法。

### 14. 如何预防酒精肝?（视频:酒精性肝病的护理）

酒精肝是因长期过量饮酒导致的肝细胞结构异常和(或)功能障碍性疾病。它是可防可控的,早发现、早治疗可预防酒精肝的发生。因此,在日常生活中应做到以下几点。

酒精性肝病的护理(1)

酒精性肝病的护理(2)

（1）戒酒:预防酒精肝最有效的方法就是戒酒。若能彻底戒酒,消除病因,则可提高治疗效果,促进疾病康复,防止疾病的复发、恶化或发展为不可逆转的酒精性肝硬化。

（2）清淡饮食:少量多餐肝病患者饮食宜清淡,建议少食多餐,低盐、少盐饮食,忌吃生冷、甜腻、辛热及生痰助湿的食物。

（3）定期体检:定期到医院做肝功能以及体格的检查,尤其是对于长期饮酒和有肝脏或消化系统疾病的人而言,更应如此。

（雷　雷　王燕燕）

## （四）药物性肝损伤

### 1. 什么是药物性肝损伤?

药物性肝损伤(drug-induced liver injury,DILI)是指由各类处方或非处方的化学药物、生物制剂、传统中药、天然药、保健品、膳食补充剂及其代谢产物等所诱发的肝损伤。药物性肝损伤是目前临床上比较常见的肝脏疾病之一,发病率逐年上升,仅次于病毒性肝炎、脂肪性肝病。近年来,随着新药的不断出现,临床用药种类的不断增加,中草药的广泛应用,药物性肝损伤的发病率也随之增多。

### 2. 为什么会发生药物性肝损伤?

所有中药和西药都是化合物或化学物,进入人体内后,都需经肝脏代谢,肝脏会启动复杂的过程分解、代谢有毒物质。过程中任何一项代谢酶基因发生突变,酶的功能就会发生改变,对药物的代谢功能随之改变,导致肝损伤。

### 3. 哪些药物可导致药物性肝损伤?（视频:引起药物性肝损伤的常见药物）

引起药物性
肝损伤的常
见药物

肝脏是人体的化工厂,任何药物进入体内都需要肝脏的加工处理。因此很多药物都会或多或少地影响肝脏。

(1)抗生素类:如红霉素等大环内酯类和四环素类。

(2)抗结核药物:①异烟肼,治疗 3 个月时出现可逆性转氨酶升高,随治疗继续可恢复。药物性肝炎表现类似急性病毒性肝炎,大部分停药后可迅速恢复。②利福平,肝损伤发生率相对低,程度轻。③吡嗪酰胺,引起剂量依赖性肝损伤,多引起急性肝炎。

(3)心血管系统药物:如胺碘酮,即使停用胺碘酮,肝损伤也呈进行性变化,死亡率高。可诱导产生慢性肝脏疾病,发病迟缓隐匿,可能发生肝硬化失代偿后才发现。

(4)降脂药:他汀类降脂药总体来说与肝损伤没有密切联系。

(5)降糖药:格列酮类可产生致命的肝毒性和肝功能衰竭,应用此类药物应监测转氨酶水平,如谷丙转氨酶(ALT)升高 3 倍以上,应停用此类药物。

(6)解热镇痛药:对乙酰氨基酚是欧美国家引起急性肝功能衰竭的重要原因,其危险因素为禁食后,特别是 48 小时未摄入糖类。

(7)抗惊厥药:如丙戊酸,年龄小于 3 岁,多药联合治疗,肝损伤发生率1/500。

(8)中草药:在我国中草药是引起药物性肝损伤的重要原因,药物品种众多,肝损伤形式各异,易发生误诊。

### 4. 药物性肝损伤也会遗传吗?

遗传基因导致药物性代谢异常有个体差异,目前发现的 CYP 450 和HLA 抗原遗传的遗传多态性与药物性肝病的发生密切相关,其次是细胞因子 IL-10、IL-14 和 TNF-α 的遗传多态性相关。

## 5. 药物性肝病有急慢性之分吗?

药物性肝病指某些药物对肝的直接或间接损伤引起的疾病,是一个十分复杂的疾病,几乎包括了所有类型的肝病,分为急性和慢性两类,一般以急性药物性肝病最常见,慢性药物性肝病容易被忽略,病情更严重。

## 6. 药物性肝损伤有什么症状?

药物性肝损伤首先是显示为肝功能异常的症状,主要的症状包括右上腹位置的肝区疼痛,消化系统上会出现一定的恶心、干呕、厌食的症状,身体还会出现一定的黄疸症状,比如小便颜色会变黄,还有眼白会变成黄色,身体还会有发热及皮肤上出现一定的皮疹的症状。之后可能会出现肝硬化或者是肝萎缩。所以长期用药的人群一定要定时检查肝功能以及肾功能。

## 7. 急性和慢性药物性肝损伤有什么不同?

急性药物性肝损伤最为多见,以肝细胞坏死为主时,临床表现酷似急性病毒性肝炎,常有发热、乏力、黄疸和血清转氨酶升高,碱性磷酸酶和白蛋白受影响较小,高胆红素血症和凝血酶原时间延长与肝损严重度相关。病情较轻者,停药后短期能恢复,重者发生肝衰竭,出现进行性黄疸、出血倾向和肝性脑病,常发生死亡。药物引起的慢性肝炎可以轻到无症状,病程大于 3 个月的重症患者可发生伴肝性脑病的肝衰竭。生化表现与慢性病毒性肝炎相同,有血清转氨酶、γ-谷氨酰转肽酶升高,进展型导致肝硬化伴低蛋白血症及凝血功能障碍。

## 8. 药物性肝损伤还需要做哪些检查?

由于药物性肝损伤的临床和病理表现各异,故常被误诊,因而从某种意义上讲,药物性肝损伤也是一种值得注意的医源性疾病,除常规超声、CT 检查外,肝组织活检可以用于确定肝损害病理类型,排除其他肝胆疾病造成的肝损伤,但不能确定是否为药物所致。

### 9. 如何治疗药物性肝损伤？

首先停用和防止再使用导致肝损伤的相关药物,早期清除和排泄体内药物,并尽可能避免使用药理作用和化学结构相同或相似的药物。积极给予保肝治疗及糖皮质激素和全身支持治疗,同时严格监测患者体征和实验室检查的变化。一旦肝功能衰竭的诊断成立,应立即转入 ICU 给予严密监测,必要时应用人工肝,有些患者需要肝移植才能挽救生命。

### 10. 吃多长时间抗结核药会发生药物性肝损伤？

抗结核药物引起的药物性肝损伤多发生在用抗结核药物后 1 周至 3 个月内,在 1~2 周和 2 个月左右是出现药物性肝损伤高峰期。

### 11. 哪些解热镇痛药会引起药物性肝损伤？

解热镇痛药主要成分是对乙酰氨基酚,而对乙酰氨基酚是造成药物性肝损伤的罪魁祸首。在美国有近 50% 的急性肝衰竭是由对乙酰氨基酚引起的。

几乎所有非处方的感冒药或者止痛药里都有此成分。比如,常用的新康泰克、百服宁、必理通等。其中新康泰克、百服宁的对乙酰氨基酚的含量都超过 325 毫克,达到 500 毫克。大多数号称治疗感冒的中成药也都含有对乙酰氨基酚,如维 C 银翘片等。

### 12. 哪些中草药易引起药物性肝损伤？

目前发现容易引起药物性肝损伤的中草药有雷公藤、昆明山海棠、土三七、苍耳子、款冬花、千里光、石菖蒲、蓖麻子、番泻叶、苦参、山豆根、野百合、虎杖、生何首乌、黄药子、粉防己、绵马贯众、夏枯草、川楝子、苦楝皮、马钱子、鸦胆子、罂粟壳、白及、土茯苓、青黛、大黄、泽泻、半夏、蒲黄等。

### 13. 哪些中成药可导致肝损伤？

目前发现可导致肝损伤的中成药有壮骨关节丸、疳积散、克银丸、复方青黛丸、仙灵骨葆胶囊、小金丹(片)、首乌片、增生平、润肤丸、昆明山海棠片、银屑散、六神丸、天麻丸、血毒丸、追风透骨丸、牛黄解毒丸、六神丸、鱼腥草注射液、双黄连注射液、穿琥宁注射液、葛根素注射液、复方丹参注射液、防风通圣丸、骨仙片、养血生发胶囊、补肾乌发胶囊、湿毒清、消咳喘、壮骨伸筋胶囊、增生平、川楝素片、宁红减肥茶、消渴丸等。

### 14.药物性肝损伤能治愈吗?

不同类型的药物性肝损伤有所差异,多数患者及时停药和治疗后预后良好,肝损伤严重者预后较差。一般来说,急性药物性肝损伤如能及时诊断、及时停药,预后多数良好。经适当治疗后,大多数于1~3个月内肝功能逐渐恢复正常。如延误诊治,病死率可高达10%左右。在急性肝损伤中,肝细胞型预后较差,重症者可导致肝功能衰竭和死亡。若同时合并肾损害,较肝损伤更为严重。发生急性重型肝炎、急性脂肪肝者,病死率很高,有报道达50%以上。慢性药物性肝损伤,由于临床表现隐匿,未能及时诊断和停药时,则预后不乐观。慢性肝内胆汁淤积,黄疸迁延而发展到胆汁淤积性肝硬化后,预后一般不良。

### 15.如何预防药物性肝损伤?（视频:如何预防药物性肝 损伤）

随着医疗水平及人们对健康需求的不断提升,人们对药物的应用不断增加,促使药物性肝损伤的病发率不断提升。因此积极有效地预防药物性肝损伤对患者的治疗及康复具有积极的促进作用。

如何预防药物性肝损伤

(1)长期服用某种药物没有问题就可以放心服用,新增加的药物,医生会明确其有无药物性肝损伤风险,若某些药物有损伤肝脏的可能,医生会安排定期检查监测,不用过度紧张。

(2)不要轻信不正规保健品或者从国外旅游带回来的药物等没有批号和产地的三无产品,不要随便服用。

(3)药物治疗要适度,吃的药物越多,风险越大。

(4)如果出现了药物性肝损伤症状,及时去医院就诊,切勿自行服用保肝药物。

## (五)肝硬化

### 1.什么是肝硬化?

肝脏是我们体内最大的消化腺,是我们体内新陈代谢的中心站,由于一种或多种病因长期或反复作用形成的弥漫性肝损害也就是我们所说的肝硬化。

肝硬化是一种慢性进行性肝病,长期的损伤会造成肝脏质地变硬,肝脏结构破坏,肝细胞坏死,形成肝纤维化,最终导致肝脏失去功能(图5-1)。

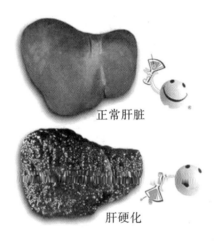

正常肝脏

肝硬化

图5-1　肝硬化

### 2.肝硬化的病因有哪些?

肝硬化的发病如此常见,是什么原因导致的呢? 引起肝硬化的病因很多,临床发现有八大原因会造成肝硬化。

(1)病毒性肝炎:这是引起肝硬化最常见的原因。有60% ~80%的肝硬化是由病毒性肝炎引起的,其中最常见的是乙肝和丙肝。

(2)酒精中毒:随着生活水平的提高,长期饮酒导致的肝病的发病率也在逐年上升,酒精会导致肝细胞变性、坏死,长期饮用会导致肝纤维化最终发展为肝硬化。

（3）血吸虫病：血吸虫感染人体后主要栖息在门静脉中，虫卵会沉积于门静脉的分支中引起肝纤维化，晚期引起肝硬化，血吸虫病主要发生在我国的南方地区。

（4）肝静脉回流受阻：肝以上部位的病变会引起肝静脉回流受阻，常继发肝纤维化，最终导致肝硬化。

（5）胆道疾患：肝内或是肝外胆管阻塞时，引起胆汁淤积，高浓度胆酸和胆红素可损伤肝细胞，最终形成肝硬化。

（6）遗传代谢性疾病：由于铁的沉积过多而引起的血色病；铜沉积引起的肝豆状核变性；囊性纤维化、遗传性果糖不耐受症均可引起肝硬化。

（7）其他：药物及毒物引起的肝硬化，像狗舌草等一些植物药因含野百合碱而中毒，可引起肝小静脉闭塞病，最终可致肝硬化。

（8）隐源性肝硬化：有部分患者是不明病因导致的肝硬化，像这样的统称为隐源性肝硬化。

### 3. 乙肝会恶化为肝硬化吗?

乙肝患者体内的病毒会不断侵袭肝脏，造成肝损伤，在乙肝病毒对肝脏的不断损害中，患者自身机体需要反复与乙肝病毒相对抗，以清除体内乙肝病毒。如果患者患病时间较长，机体即需要不断地对抗乙肝病毒，这样一来，必定会导致免疫功能低，肝组织反复受损，反复修复，病毒无法清除，而且肝脏也会产生不同程度的纤维化。如果治疗不及时，纤维化程度不断加重，则可转化为再生结节，形成假小叶，约20%的人会出现肝硬化。

除了乙肝病毒对肝脏的损害外，个人的一些不良生活习惯也是导致慢乙肝病情恶化的重要因素，常见的不良习惯有长期抽烟、酗酒、过度劳累等，而且有些患者在感染了乙肝病毒后，会表现出闷闷不乐、极度悲伤等情绪，这些不良情绪也是会导致自身免疫力低下，引起病情恶化。

### 4. 肝硬化有哪些危害?（视频:肝硬化的并发症）

大众对肝硬化了解还比较浅显，肝硬化按病情轻重分为代偿期和失代偿期，特别是对失代偿期肝硬化及并发症不够重视(图5-2)。

肝硬化的
并发症

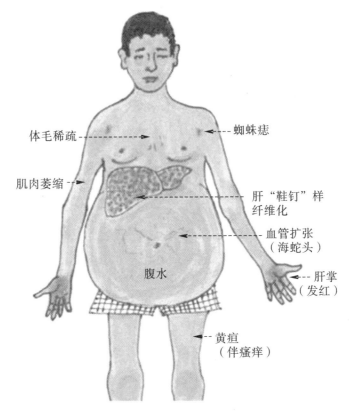

体毛稀疏

蜘蛛痣

肌肉萎缩

肝"鞋钉"样
纤维化

血管扩张
（海蛇头）

腹水

肝掌
（发红）

黄疸
（伴瘙痒）

图 5-2　肝硬化的并发症

（1）肝性脑病：肝性脑病是最常见的死亡原因，在肝脏严重受损时导致肝性脑病。

（2）上消化道大量出血：多为突然发生，以食管-胃底曲张静脉破裂出血多见，一般出血量较大，多在 1 000 毫升以上，很难自行止血。除呕鲜血及血块外，常伴有柏油样便。

（3）感染：肝硬化患者常有免疫缺陷，可有发热、恶心、呕吐与腹泻，严重者有休克。

（4）原发性肝癌：肝硬化和肝癌关系令人瞩目，肝癌和肝硬化合并率为 84.6%，肝癌与肝硬化关系密切。

（5）肝肾综合征：肝硬化失代偿期患者由于有效循环血容量不足等因素，可出现功能性肾衰竭，其特点为自发性少尿或无尿、稀释性低钠血症、低尿钠和氮质血症。

（6）呼吸系统损伤：肝硬化患者会发生肺血管扩张和动脉氧合作用异常，导致低氧血症，其症状表现为呼吸困难、发绀和杵状指（趾），称为肝脏综合征。

（7）腹水：正常人腹腔中有少量液体，大约50毫升，当液体量大于200毫升时称为腹水。腹水为失代偿期肝硬化的常见并发症。

### 5.肝硬化的检查方法有哪些?

肝硬化的检查方法包括实验室检查（肝功能、凝血、电解质、血常规等）、影像学检查、内镜检查、肝活检检查、腹腔镜检查、门静脉压力测定等。

腹腔穿刺术是通过穿刺针或导管直接从腹前壁刺入腹膜腔抽取腹腔积液，用以协助诊断和治疗疾病的一项技术。该技术是确定有无腹水及鉴别腹水性质的简易方法，分为诊断性腹腔穿刺和治疗性腹腔穿刺。

### 6.肝硬化患者为什么要做胃镜检查?

很多患者有疑问，认为自己得的是肝病，胃又不痛又不反酸、灼热，为啥让要做胃镜？事实上，由于对肝硬化的了解不足，对"失代偿肝硬化"及其并发症不够重视，很多肝硬化合并门静脉高压症的患者对于胃镜检查十分抵触和不理解。

简单地说，肝硬化患者由于会发生门静脉高压，当肝门静脉压力增高时，淤积在管腔里的血液使静脉扩张，形成食管-胃底静脉曲张。严重的食管-胃底静脉曲张在自身或外界因素的影响下易发生破裂，大量的出血引起出血性休克或诱发肝性脑病，严重威胁患者的生命。因此部分出血的前期干预尤为重要，对肝硬化患者均应常规行胃镜检查及筛查是否存在食管-胃底静脉曲张，评估出血风险程度。

### 7.什么是肝硬化代偿期和失代偿期?

肝硬化在临床上根据患者的肝功能是否有代偿，分为代偿期和失代偿期。代偿期又可称为隐匿期，可无任何症状，常规肝功能检查正常。当有临床症状时,已进入失代偿期,主要有倦怠、乏力、食欲缺乏、腹胀、两胁痛,肝功能显著减退,肿大的肝脏常会缩小,且出现腹水、水肿、黄疸、发热等。

肝脏是人体最大的实质性腺体器官,犹如巨大的加工厂,其最主要的功能是参与物质代谢,如合成蛋白质、凝血因子,结合、分泌、排泄胆红素等。得了肝硬化,硬化的肝脏不能工作,剩余的部分肝脏勉强完成人体所需的任务,称为代偿期。当这一部分好的肝脏再次受到严重损伤(药物、酒精、病毒等),肝细胞坏死,超出肝脏工作的能力范围,称为肝功能失代偿期。犹如受损的机器再次受到重创,已不能满足产品的加工、运输功能。

## 8. 肝硬化代偿期的临床表现有哪些?

有些患者在肝硬化代偿期的时候,会出现乳房肿胀、睾丸收缩的症状,这里的症状表现主要说的是男性的肝硬化代偿期的一些症状表现。之所以出现这样的症状,是因为在肝硬化代偿期,人体的激素分泌出现一定的异常。如果是女性的话,往往会出现月经紊乱,出现乳房缩小、阴毛变少。

有少部分肝硬化代偿期患者会出现蜘蛛痣的症状表现,如果出现这样的蜘蛛痣,一定要引起高度的警惕,及时到医院进行检查,另外有些肝硬化代偿期的患者,还会出现脾大的情况。对于大部分肝硬化代偿期患者来说,一般症状并不是特别明显,有些患者会表现为一些全身的症状,主要是乏力、体力减退、身体容易疲劳。

如果人出现食欲减退或者经常出现便秘,经常出现肝区有隐痛,另外在劳动以后症状如果比较明显,都应该引起警惕,及时到医院进行检查,另外对于肝硬化代偿期的患者来说,面部也容易出现消瘦,尤其是黝黑的情况。这都应该引起人的警惕,及时到医院检查诊断。

## 9. 肝硬化失代偿期的检查指标有什么特点?

失代偿性肝硬化指中晚期肝硬化,一般属有明显肝功能异常及失代偿征象。临床中要根据血常规中的血红蛋白,血小板;肝功能检查中的白蛋白,总蛋白胆红素,谷丙转氨酶、谷草转氨酶,凝血酶原活动度和腹水,肝性脑病症状综合判断肝硬化代偿期严重程度。

　　肝硬化失代偿期是指肝脏不依赖药物或其他的方式支持,凭借肝脏自身剩余功能,仍然可以承担身体的功能需求,主要为肝功能减退和门脉高压症两类临床表现。

## 10.肝功能减退有哪些临床症状?

　　肝脏是人体最大的化工厂,它有很多功能,包括合成功能、分解功能等,肝功能减退不仅自身感觉会有不适感,而且各种生化检查也能早期发现。

　　(1)全身症状:一般情况与营养状况较差,消瘦乏力,精神不振,重症者衰弱而卧床不起。皮肤干枯粗糙,面色灰暗黝黑。常有贫血、舌炎、口角炎、夜盲、多发性神经炎及水肿等。可有不规则低热,可能原因为肝细胞坏死;肝脏解毒功能减退,肠道吸收的毒素进入体循环;门脉血栓形成或内膜炎;继发性感染等。

　　(2)消化道症状:食欲明显减退,进食后即感上腹不适和饱胀,恶心甚至呕吐,对脂肪和蛋白质耐受性差,进油腻食物,易引起腹泻。患者因腹水和胃肠积气而感腹胀难忍,晚期可出现中毒性鼓胀。上述症状的产生与胃肠道淤血、水肿、炎症,消化吸收障碍和肠道菌群失调有关。半数以上患者有轻度黄疸,少数有中度或重度黄疸,后者提示肝细胞有进行性或广泛性坏死。

　　(3)出血倾向及贫血:常有鼻出血、齿龈出血、皮肤瘀斑和胃肠黏膜糜烂出血等。出血倾向主要由于肝脏合成凝血因子的功能减退,脾功能亢进所致血小板减少,另外和毛细血管脆性增加亦有关。患者尚有不同程度的贫血,多由营养缺乏、肠道吸收功能低下、脾功能亢进和胃肠道失血等因素引起。

　　(4)内分泌失调:内分泌紊乱有雌激素、醛固酮及抗利尿激素增多,主因肝功能减退对其灭活能力减弱,而在体内蓄积、尿中排泄增多;雌激素增多时,通过反馈机制抑制垂体前叶功能,从而影响垂体-性腺轴及垂体-肾上腺皮质轴的功能,致使雄激素减少,肾上腺皮质激素有时也减少。

　　由于雌性激素和雄性激素之间的平衡失调,男性患者常有性欲减退、睾丸萎缩、毛发脱落及乳房发育等;女性患者有月经不调、闭经、不孕等。此外有些患者可在面部、颈、上胸、背部、两肩及上肢等有腔静脉引流区域出现蜘蛛痣和(或)毛细血管扩张;在手掌大、小鱼际肌和指端部发红,称肝掌。一般认为蜘蛛痣及肝掌的出现与雌激素增多有关,还有一些未被肝脏灭活的血管舒张活性物质也有一定作用。当肝功能损害严重时,蜘蛛痣的数目可增多,肝功能好转则可减少、缩小或消失。

醛固酮增多时作用于远端肾小管,使钠重吸收增加;抗利尿激素增多时作用于集合管,使水的吸收增加,钠、水潴留使尿量减少和水肿,对腹水的形成和加重亦起重要促进作用。如有肾上腺皮质功能受损,则面部和其他暴露部位可出现皮肤色素沉着。

### 11. 肝硬化为什么会全身变黄?

肝硬化失代偿期,肝细胞严重受损,一方面肝细胞对胆红素的摄取、结合能力下降,导致血中胆红素增加;另一方面,未受损的肝细胞虽能正常工作,对胆红素的转化能力正常,但因胆管受肿胀的肝细胞、肝纤维组织等压迫,胆红素排泄受阻,又反流入血,致使血中胆红素升高,表现为皮肤及黏膜黄染、眼黄、尿色变深。

### 12. 什么是门静脉高压症? 有哪些特点?

门静脉高压症是指由各种原因导致的门静脉系统压力升高所引起的一组临床综合征,其最常见病因为各种原因所致的肝硬化。门静脉高压症基本病理生理特征是门静脉系统血流受阻和(或)血流量增加,门静脉及其属支血管内静力压升高并伴侧支循环形成,临床主要表现为腹水、食管-胃底静脉曲张、食管-胃底静脉曲张破裂出血和肝性脑病等,其中食管-胃底静脉曲张破裂出血病死率高,是最常见的消化系统急症之一。

门静脉高压症主要由各种肝硬化引起,在我国绝大多数是由肝炎后肝硬化所致,其次是血吸虫性肝硬化和酒精性肝硬化。本病多见于中年男性,病情发展缓慢,主要临床表现有:脾大、腹水、门体侧支循环的形成及门脉高压性胃肠病,以门体侧支循环的形成最具特征性。这些临床表现常伴有相应的并发症,如脾功能亢进、原发性腹膜炎、消化道出血、肝性脑病及低蛋白血症等。

### 13.肝硬化为什么会出现腹水、水肿？

腹水是肝功能减退和门脉高压共同作用的结果,是肝硬化失代偿期最突出的临床表现。

(1)门静脉压力增高:门静脉压力增高时,腹腔脏器毛细血管床静水压增高,回流入心脏的液体阻力增大,部分液体从血管漏出又无法被完全重吸收,便形成了腹水。想象一条奔向大海的河流,前方遇阻,水压升高,水流便向两岸外流,甚至冲开河道。

(2)低清蛋白血症:我们的肝脏是合成白蛋白的加工厂,白蛋白具有维持血浆胶体渗透压的功能(保水功能),肝硬化严重时,白蛋白合成明显下降,部分液体便从血管渗出到腹腔出现腹水。

(3)肝淋巴液生成过多:肝静脉压回流受阻时,肝内淋巴液生成量超过引流能力,大量淋巴液渗出至腹腔形成腹水。

(4)此外,肝硬化时机体内分泌系统紊乱也促进了腹水的形成。

### 14.肝硬化为什么会造成脾大？

正常情况下脾脏的静脉血汇入门静脉,通过上腔静脉回流入心。肝硬化时,门静脉压力增高,脾静脉回流受阻(前方受阻拥堵,后方当然难以前进),脾脏出现淤血性肿大。此外,肝坏死产生的毒性产物也可使脾脏增生肿大。

### 15.有腹水一定是得了肝硬化吗？

肝硬化患者会出现腹水的情况,但这并不能说明肝硬化就等于肝腹水,当腹水出现时说明患者的肝脏功能已经出现了失代偿状态。肝腹水只是患者的一种症状,不是一种疾病,有很多的疾病会导致腹水,比如肝癌、重症病毒性肝炎、血吸虫病等。

### 16.肝硬化为什么会造成上消化道出血？

肝脏是由肝动脉、门静脉两路血管双重供血的,汇入门静脉系统的血液来源包括食管静脉、脐静脉和痔静脉。当肝硬化严重到一定程度,在多种因素作用下,会发生门静脉高压症,当肝门静脉压力增高时,原本应该汇入门静脉而回流至心脏的静脉血液无法流入,淤积在管腔里使静脉异常扩张且不能回缩至正常,即形成所谓的静脉曲张,包括食管-胃底静脉曲张(胃镜下可见蚯蚓状、瘤样静脉迂曲)、肚脐附近的静脉扩张(腹部像水蛇迂曲一样的蓝色血管)以及痔疮。静脉曲张破裂出血是肝硬化门静脉高压症常见的严重并发症之一。

肝硬化后的肝脏就像是在门静脉上建起了一座"三峡大坝"。和大坝建起后导致上游水位攀升的现象一样,门静脉血流回流受阻将使得血液淤积在相关上游静脉中,由于血管本身是有弹性的,这些静脉就像是充足了气的气球,当气球膨胀到一定程度即可发生破裂导致出血。其中食管和胃底的静脉更容易受到食物刺激而发生破裂出血。食管-胃底静脉曲张破裂出血是临床上一种最常见、极为凶险的并发症,常引起出血性休克或诱发肝性脑病,首次出血死亡率高达25%～30%,许多未经预防治疗的患者再出血率约为60%,导致患者生活质量严重下降,经济负担加重,预期寿命缩短。

### 17. 什么是食管-胃底静脉曲张?

食管-胃底静脉曲张是由于门静脉高压引起食管和胃底静脉血液循环障碍,血流压力增加,导致食管和胃底的静脉扩张、迂曲,形成静脉曲张。食管-胃底静脉曲张是肝硬化风险最高的并发症,如果破裂出血将会短时间内降低全身血容量,危及生命安全,因此需要及时治疗和干预。

### 18. 如何预防肝硬化导致的食管-胃底静脉曲张出血?

食管-胃底静脉曲张破裂出血是肝硬化门静脉高压症最严重并发症之一,有效控制大出血和预防反复出血,至关重要。首先要积极配合医生治疗肝脏疾病,规范用药,不擅自停药,定期到医院复诊。饮食宜较软的容易消化的食物,避免食用过硬、刺激性食物,规避一切可能导致腹压升高的因素,如咳嗽、呕吐、频繁呃逆、用力排便、起床时用力过猛、过度弯腰、过度劳累等。

　　肝硬化患者上消化道出血最主要的原因就是食管-胃底静脉曲张破裂出血,而对于食管-胃底静脉曲张最直观、最准确、最特异的诊断就是胃镜检查。因此,对于初次确诊为肝硬化的患者均应常规行胃镜检查以筛查是否存在食管-胃底静脉曲张。对于无静脉曲张的患者,建议每2年检查1次胃镜以早期发现新发的静脉曲张;有轻度静脉曲张的患者每年检查1次胃镜;对于中重度静脉曲张的患者每半年到1年检查1次胃镜,以早期发现并处理有破裂风险的静脉曲张病灶。

### 19. 肝硬化患者为什么容易并发感染?

　　正常肝脏有重要的免疫功能,可以清除细菌毒素。肝硬化患者,不但肝细胞受损、血流也不顺畅,就像本来需要消毒的餐具,消毒工厂停工,送餐具来的运输车辆都减少了,肝脏的免疫功能大大下降。

### 20. 肝硬化患者为什么容易形成门静脉血栓?

　　肝硬化患者随着病情进展,门静脉压力逐渐增高,门静脉血液回流受阻是肝硬化患者门静脉血栓形成的重要原因,还可能与凝血-抗凝系统失衡、脾脏切除、肝功能失代偿有关。

　　门静脉血栓发病突起,有剧烈腹痛、腹胀和呕吐,主要因胃肠淤血所致。若血栓繁衍至肠系膜上静脉,则可有腹泻、血便、腹痛、腹胀、腹部压痛、腹肌紧张和叩击痛等腹膜炎或麻痹性肠梗阻的表现。

### 21. 什么是肝肾综合征和肝肺综合征?

　　肝肾综合征,是由于有效循环血容量不足等因素引起的功能性病变,会出现少尿、无尿、下肢水肿等。简单理解即是肾脏本身无病变,严重肝功能减退时体内循环血量减少,肾脏供血不足以至于不能正常工作,出现衰竭。

　　肝肺综合征是终末期肝病的严重肺部并发症,表现为肝硬化伴呼吸困难、发绀和杵状指(趾)(手指或足趾末端增生、肥厚、呈杵状膨大),其本质是肝病时发生肺部血管扩张和动脉氧合作用异常,可引起低氧血症。

## 22. 肝硬化的治疗方法有哪些?

肝硬化治疗目的是延缓或减少肝功能失代偿和肝细胞癌的发生,关键在于预防并发症,延长寿命,提高生活质量。若出现肝硬化并发症时,需要对症治疗。如腹水的处理,食管-胃底静脉破裂出血的处理,肝性脑病和肝肾综合征的处理。

(1)活动与休息:避免高强度活动,减轻消耗,保证充足睡眠。

(2)尽快解除原因:戒酒,停用中毒药物等,针对病因治疗主要是检测血液中是否有甲肝、乙肝、丙肝病毒,以及病毒量、是否复制等,积极抗病毒。

(3)治疗:改善肝功能,对症治疗。肝中的转氨酶及胆红素异常多提示肝细胞损害,应遵照医嘱给予药物治疗,切忌盲目用药,盲目过多用药会增加肝脏对药物代谢负荷。

(4)积极防治并发症:上消化道大出血是最常见而又严重的并发症,出血原因主要是门脉高压导致食管静脉曲张破裂出血。

(5)干细胞治疗:肝硬化患者在接受干细胞移植后,病肝细胞数量增加,病肝组织结构得到修复,肝功能得以改善。

(6)活体肝移植:效果同干细胞治疗,但费用昂贵,风险大,常可见排异反应。

## 23. 肝硬化可以逆转吗?

肝硬化是一种慢性疾病,针对肝硬化病因,通过规范化的治疗可将肝脏的损伤降到最低,减轻和延缓肝硬化的进展,减慢肝功能失代偿进程。但目前临床上尚无能完全逆转肝硬化、使其恢复如初的治疗措施。

## 24. 肝脏切除一部分功能会受影响吗?

因外伤、肝癌或其他局部病变需切除部分肝脏时,不必过度担心。正常情况下,肝脏具有较强的代偿和再生能力,1/3 的正常肝组织便可满足功能需求,维持机体平衡。

因外伤、肝癌或其他局部病变需切除部分肝脏时,不必过度担心。正常情况下,肝脏具有较强的代偿和再生能力,1/3 的正常肝组织便可满足功能需求,维持机体平衡。术后经过一段时间的恢复(一般为术后半年至一年),剩余正常肝脏会再生出肝细胞逐渐恢复至正常体积。

### 25.肝硬化失代偿期患者饮食注意事项有哪些?

肝硬化失代偿期时患者应合理饮食及营养。肝硬化早期以高热量、高蛋白、富含维生素、适量脂肪和易消化饮食为主,有利于恢复肝细胞功能,稳定病情。优质高蛋白饮食可以减轻体内蛋白质分解,促进肝脏蛋白质的合成,维持蛋白质代谢平衡。出现腹水应严格控制入水量,应低盐饮食。如果肝功能显著减退或有肝性脑病先兆时,应严格限制蛋白质食物,足够的糖类供应,既保护肝脏,又增强机体抵抗力,减少蛋白质分解。

### 26.肝硬化可以食用哪些高蛋白食物? 应限制食入哪些食物?

肝硬化可以食用蛋白食物主要包括动物蛋白和植物蛋白。

(1)动物蛋白:牲畜的奶,如牛奶、羊奶;畜禽肉,如牛肉、羊肉、猪瘦肉、鸡肉等;蛋类,如鸡蛋、鸭蛋、鹌鹑蛋等;海产品,如鱼、虾、蟹等。

(2)植物蛋白:豆类及豆制品,如黄豆、黑豆、豆腐、豆皮等,其中以黄豆营养价值最高。干果类,如芝麻、瓜子、核桃、杏仁、松子等。

应限制含钠丰富的食物:各种酱,如鲲鱼酱、番茄酱、黄豆酱、花生酱等;腌制的咸肉、腊肉、泡菜、海产品等;火腿肠、午餐肉、薯片、面包、燕麦片、苏打饼干、酱油、浓缩汤料、方便面等。

### 27.肝硬化腹水患者如何休息与活动? 如何避免腹压骤增?

肝硬化腹水患者避免体力劳动,注意休息,保证充足的睡眠。卧床休息时床头可抬高 30 度,仰卧位休息,仰卧位可降低门静脉压力,降低腹压,缓解腹胀。

腹压是腹部压力的简称。腹压可由肌肉收缩时产生,主要是由腹壁肌及膈肌收缩使腹内压增高。当手拎重物时腹压会增大;咳嗽、打喷嚏也会造成腹压增大,下蹲或弯腰搬重物等都会引起腹内压增高;大便时如果不顺畅,在使劲时也会导致腹压增大,因此在生活中应避免以上引起腹压增大的因素。

## 28. 如何正确测量每天摄入和排出的水量?

摄入水量包括饮水量、食物中含水量、输液量等,为了记录准确,患者饮水时使用固定的量杯或测过容量的容器。凡是固体食物应记录其单位数量或重量,再根据医院常用食物及水果含水量核算其含水量。

排出水量主要为尿量,其他如粪便量、腹腔、胸腔引流量、胃肠减压抽出液、呕吐物、引流出的胆汁量,出血量、创面渗液量等。粪便以克为单位,其他液体以毫升为单位,如果昏迷或尿失禁患者可留置尿管准确记录尿量,使用尿不湿患者可先测量干尿布,再测量湿尿布的重量,两者之差则为排出量。

## 29. 如何正确测量体重与腹围?

测量体重应每天晨起排空尿液空腹称重,做到"定体重计""定时间""定服装""排空大小便"的"三定一排"原则,保证体重准确。

测量腹围一般选择晨起,排空大小便,患者空腹状态时,体位要固定,腹水患者应从腹部最高部位,用皮尺沿脐周一周进行测量。

## 30. 肝硬化患者的用药注意事项有哪些?

一般来说,肝硬化患者的药物主要是保肝类药物、利尿药物、促进胃肠蠕动药物等。通常有复方益肝灵、甘草酸二胺等,一般来说这类药物不良反应比较小。利尿药物主要包括呋塞米、安体舒通等。服用利尿药物时应当注意观察尿量,如果患者出现软弱无力、心悸等症状时通常提示低钠、低钾血症,应当及时去医院就诊。另外,促进胃肠蠕动的药物主要包括吗丁啉、莫沙必利等,这类药物应当饭前半小时服用。肝硬化患者在服用药物的时候应当将药片磨碎,以免划破曲张的食管、胃底静脉引起上消化道出血。

要根据其病因治疗。如乙肝所引起的,要看是否需要抗乙肝病毒的治疗,如果是丙肝所引起的,就需要进行抗丙肝病毒的治疗,抗病毒药不要私自停用,避免加重病情。抗纤维化和抗肝硬化的治疗,建议在医生的指导下服用正规的抗纤维化、抗肝硬化、活血化瘀的药物。不要随意服用中药,以免加重肝脏负担。

### 31. 如何预防肝硬化?

对于慢性病毒性肝炎的患者,长期规范化的治疗是关键。只有抑制乙肝、丙肝病毒的复制,才能降低病毒对肝脏的损害。

(1)定期检测:定期检测可以清楚地了解到自己的病情,避免因耽误治疗而导致的病情加重。定期检测的时间一般为 3~6 个月,检测的项目可以是肝功能、B超等检测项目,具体应由医生来定。如果忽视了定期检测,那么就是对自己的健康不负责任,了解自己的身体是什么状态是很重要的。

(2)养成良好的生活习惯:养成良好的生活习惯对预防肝硬化是很重要的,首先是要戒烟限酒,烟酒对肝脏的危害大,这是大家都知道的常识,这是必须要控制的。

(3)合理的饮食:饮食应清淡,不要太油或者太腻,也不要吃过咸及腌制的食物,可以多吃些新鲜的水果、蔬菜,一些水果里含有 β 胡萝卜素,在人体内会转变成维生素 A,可以防止细胞遭受自由基的伤害。

(4)注意休息,不做剧烈的运动,应根据自身情况来确定运动量。

## (六)肝性脑病

### 1. 什么是肝性脑病?

肝性脑病又称肝性昏迷,是一种由于急、慢性肝功能严重障碍或各种门体分流异常所致的,以代谢紊乱为基础的、轻重程度不同的神经精神异常综合征。

### 2. 肝性脑病可怕吗?

医学上,肝性脑病非常可怕,它会令患者反应能力、智力和定向力都相应减弱,即使是轻微肝性脑病患者,他们在学习、操作、理解、应变等方面的能力都会下降。由于注意力不能很好地集中,他们往往不能很好地完成需要迅速反应或动作精细的事情,比如高空作业、开车、潜水及其他需要精细手工操作的工作,甚至容易发生意外。因此有肝性脑病患者是继新手、醉驾之后的第三大"马路杀手"的说法。

### 3.肝性脑病的病因有哪些?

引起肝性脑病的最常见原因是各种类型的肝硬化,特别是肝炎后的肝硬化。部分肝性脑病可由门体分流术、重症病毒性肝炎、药物性肝炎、中毒性肝炎的急性或者暴发性肝衰竭阶段、原发性肝癌、严重的胆道感染等引起。

### 4.哪些因素可以诱发肝性脑病?

肝性脑病最常见的诱发因素是感染(包括腹腔、肠道、尿路、呼吸道等感染,尤以腹腔感染最为重要)。其次是消化道出血、大量放腹水、大量排钾利尿、高蛋白饮食、电解质和酸碱平衡紊乱、低血容量、腹泻、呕吐、便秘,以及使用苯二氮䓬类药物和麻醉剂等。

### 5.肝性脑病的检查方法有哪些?

肝性脑病前驱期症状一般不易引起人们的重视,极易漏诊,延误病情。除有明显的意识障碍,还可通过客观的检测手段进行辨别。

(1)血氨:慢性肝性脑病、门体分流型脑病患者多半有血氨升高,但急性肝性脑病患者血氨可正常。

(2)生物化学指标:监测患者肝功能化学指标,如胆红素、谷丙转氨酶、谷草转氨酶、白蛋白、凝血酶原活动度等是否有明显异常。肾功能和血常规,在疑诊肝性脑病时均作为常规检查。

(3)脑电图:脑电图不仅有诊断价值,而且有一定的预后意义。肝性脑病患者典型的脑电图改变为节律变慢。Ⅱ期和Ⅲ期表现为δ波或三相波。每秒4~7次;昏迷时出现高波幅δ波,每秒少于4次。

(4)诱发电位:多用于轻微肝性脑病的诊断和研究。

（5）心理智能测验：方法简单、无须特殊器材，可作为肝性脑病的诊断方法和轻微肝性脑病的筛选检查。

（6）影像学检查：为急性肝性脑病患者进行头部 CT 或 MRI 检查时，可发现脑水肿，而慢性肝性脑病者可表现为不同程度的脑萎缩。

（7）临界视觉闪烁频率：早期肝性脑病，星形胶质细胞轻度肿胀可改变胶质神经元的信号传导。同时，视网膜胶质细胞也有类似变化。故视网膜胶质细胞病变可作为肝性脑病时大脑胶质星形细胞病变的标志。

### 6.肝性脑病有哪些临床表现？（视频：肝性脑病的临床症状）

因肝病的类型、肝细胞损害的程度、起病的急缓以及诱因的不同而有所差异。由于导致肝性脑病的基础疾病不同，其临床表现也比较复杂、多变，早期症状的变异性是本病的特点。但也有其共性的表现：即反映为神经精神症状及体征。既有原发肝脏基础疾病的表现，又有其特有的临床表现，一般表现为性格、行为、智能改变和意识障碍。

肝性脑病的
临床症状

如果发现患者出现性格、行为异常，智能改变和意识障碍，需要家属格外注意，尽快到医院诊治。

（1）性格和行为改变，常是本病最早出现的症状，主要是原属外向型性格者表现为抑郁，而原属内向型性格者表现为欣快多语，行为和说话的方式与往常有所不同。

（2）睡眠倒错，睡眠习惯改变。

（3）出现肝臭，是由于肝衰竭，机体内含硫氨基酸代谢中间产物，经肺呼出或经皮肤散发出的一种特征性气味，类似烂苹果味、大蒜味、鱼腥味。

（4）智能障碍，对时间、空间概念不清，人物概念模糊，吐字不清，颠三倒四，书写困难，计算、计数能力下降，数字连接错误。

（5）意识障碍，病情严重的信号，由嗜睡、昏睡逐渐进入昏迷状态，各种反应、反射均消失。

### 7.肝性脑病患者的行为异常有哪些表现？

最初可能仅限于一些"不拘小节"的行为，如乱写乱画，乱洒水，乱吐痰，乱扔纸屑、烟头,乱摸乱寻,随地便溺,房间内的桌椅随意乱拖乱放等毫无意义的动作。

### 8. 什么是扑翼样震颤?

扑翼样震颤是由于基底节病变及小脑共济失调而引起。此种震颤粗大,节律稍慢,通常呈对称性,累及上肢及下肢,肌张力高低可变。当患者平伸手指及腕关节时,腕关节突然屈曲,然后又迅速伸直,加上震颤多动,类似鸟的翅膀在扇动,故称扑翼样震颤。

### 9. 定向力改变有哪些行为表现?

肝性脑病定向力改变就是对周围的人、事、物的察觉和识别能力出现障碍,丧失对时间、地点和空间的定向。肝性脑病患者随着病情的进展,患者的智能发生改变,表现为对时间、空间概念不清,人物概念模糊,吐字不清,颠三倒四,书写困难,计算、计数能力下降,数字连接错误,这也是早期鉴别肝性脑病简单、可靠的方法。

### 10. 如何判断是否出现昏睡?

患者大部分时间处于沉睡状态,不易唤醒,需强烈刺激(如压迫眶上神经)可被唤醒,停止刺激后又很快入睡,醒时不能正确回答提问,常有神志不清或有幻觉。神经系统体征仍可引出扑翼征阳性、踝阵挛阳性、腱反射亢进、四肢肌张力增高,椎体征阳性;脑电图的改变:普通的 $\theta$ 波,一过性的含有棘波和慢波的多相综合波。

### 11. 精神错乱有什么表现?

肝性脑病所致精神错乱患者多表现为兴奋躁动、哭闹喊叫、脾气急躁,做事轻率、幼稚,易发怒,不思睡眠,无自省力,严重的患者可能会出现错觉、幻觉。

### 12. 肝性脑病患者的脑功能有什么样的变化?

肝衰竭时食物中的芳香族氨基酸不能被肝清除而进入脑组织,经脑细

胞作用形成 β-羟酪胺和苯乙醇胺,这些生物胺的化学结构与去甲肾上腺素和多巴胺等正常神经递质结构相似,但其生理效应远较正常神经递质为弱,故称为假神经递质。当假神经递质被脑细胞摄取而取代正常递质时,神经传导发生障碍,兴奋冲动不能正常传至大脑皮质而产生抑制,出现意识障碍而昏迷。

### 13. 肝性脑病患者治疗期间如何合理饮食?(视频:如何应对肝性脑病)

对于肝性脑病患者来说,在生活当中必须注重科学的治疗方法,同时也要讲究科学的饮食方式,应该控制总能量和蛋白质,减少体内代谢产氨,而且要注重维生素的补充。

如何应对
肝性脑病

(1)肝性脑病患者的膳食治疗原则是控制总能量和蛋白质,减少体内代谢产氨。能量供应适当控制,饮食应以糖类为主,应占总能量的75%。昏迷不能进食时,若无食管静脉曲张者,亦可用胃管供给营养素,当有食管静脉曲张者,应采用静脉滴注20%葡萄糖生理盐水或滴注高渗50%葡萄糖注射液(可加入维生素C和能量合剂),以维持热能需要。

(2)对于昏迷患者每日蛋白质供给量控制在0.5克/千克左右,以后每隔2~3天调整一次供给量,但最大限量不超过1克/千克。若有血氨增加同时又有神经系统症状者,在2~3天内不宜给予动物蛋白质,以后从0.2~0.3克/千克开始供给,每隔2~3天调整一次。对患有肾功能不全或肝肾综合征的患者,应严格限制蛋白质的摄入量,特别是动物性蛋白。

(3)膳食中脂肪量以每日30~40克为宜,为防止供给热能不足,可采用脂肪乳化剂,既可提高能量,同时也可预防腹泻。

(4)维生素供给应充足,尤其是维生素C的供给量应更多一些,以利解毒。低蛋白饮食常会导致钙、铁、维生素 $B_2$、维生素 K 等缺乏,应在饮食之外予以补充。研究表明肝衰竭时脑中铜、锌降低,可能为肝性脑病的原因之一,因此,在膳食治疗中应注意锌、铜的补充。

水和盐的供给视有无腹水和水肿而定,若伴有腹水或水肿者,应给予低盐或无盐饮食,并需限制液体。

### 14. 肝性脑病患者出院后如何合理休息?

患者出院后注意休息,劳逸结合,选择舒适、安静的修养环境,以卧床休息为主,有利于肝细胞再生,减轻肝脏负担。保持足够的睡眠时间,生活要有规律,按时休息,避免劳累。

### 15. 肝性脑病患者出院后怎样合理饮食?

饮食对于肝性脑病患者非常重要,尤其对于蛋白质摄入,要进食糖类、高维生素、低脂肪、少渣、易消化食物,蛋白质以植物蛋白为主,多进食大豆、豆腐等植物蛋白丰富的食品,减少肉类食物摄入。因为植物蛋白含支链氨基酸较多,芳香氨基酸较少,并含丰富的非吸收纤维,可促进肠蠕动,增加粪氨排泄,减少氨的吸收。

### 16. 如何安全保护肝性脑病患者?

肝性脑病根据意识障碍程度和神经系统体征分为 5 期,依次为潜伏期、前驱期、昏迷前期、昏睡期和昏迷期。患者意识障碍程度随着病情进展逐步加深,因此,做好患者安全保护至关重要。

(1)仔细观察患者的病情,如果患者出现躁动,可根据情况予以安全保护,患者出现意识障碍或躁动时,有可能威胁到生命安全,应加用床档,必要时可应用约束带,防止坠床或撞伤,去除病房内一切不安全因素,如床头柜的热水瓶,玻璃杯以防伤人,把患者转移到安全的病房,并告知患者家属24 小时陪护。

(2)约束带在使用时应注意患者肢体皮肤的变化,应用棉垫包裹后再约束,每 2 小时放松一次,观察皮肤的情况。躁狂的患者可用大单在其胸腹部及膝部处进行约束,注意大单的宽度和松紧度要适宜。

(3)如出现昏迷的患者首先保持呼吸道的通畅,保证氧气的供给。注意观察患者口中有无分泌物,可将患者头偏向一侧,并及时清除分泌物。

(4)在应用药物时应注意患者的用药疗效及不良反应,包括静脉用药、口服用药及灌肠用药,同时也应注意患者的用药安全性,意识不清的患者防止其自行将管路拔出、防止针头刺伤以及自伤或伤害他人。

## 17. 患者昏迷时照顾者如何应对?

患者取仰卧位,头偏向一侧,以防舌后坠阻塞呼吸道。要保持呼吸道通畅,对于深昏迷的患者,必要时做气管切开以利于排痰,保证氧气供给。并做好口腔及眼的护理,保持床褥干燥与平整。应定时协助患者翻身,按摩受压部位,防止压疮发生。对尿潴留患者给予留置尿管,并详细记录尿量、颜色、气味。定时给患者做肢体的被动运动,防止静脉血栓及肌肉萎缩。

## 18. 肝性脑病患者用药时有哪些注意事项?

肝性脑病患者须严格按照医嘱要求规范用药,不得擅自停药和改变用药剂量,否则将加重病情。

(1)避免使用可能导致肝脏损伤的药物。

(2)正在服用抗肝炎病毒药物的患者,避免自行停用抗病毒药物,可能导致肝病的突然加重。

(3)避免自行调整口服利尿药物的剂量,以防止发生水、电解质紊乱从而诱发肝性脑病。

## 19. 肝性脑病患者早期症状有哪些?

肝性脑病的早期症状有各种意识障碍、欣快、焦虑、反应迟钝、言语不清、书写障碍、定向力障碍,会出现不能确认自己现在所处的位置,认错方向,不能正确计算简单的加减法,随地大小便,白天昏昏欲睡,晚上兴奋躁狂等现象。

## 20. 怎样给患者提供心理支持?

多数肝硬化患者发生肝性脑病之前,都有脾气与性格的改变,以及情绪反常和行为错乱等表现,有的患者表现出面部表情淡漠,抑郁少言,还有的表现为兴奋和抑郁交替,部分肝性脑病患者早期因性格异常,行为错乱以及狂躁会出现自残或伤害他人的行为。

对于患者的心理护理包括以下,要多与患者进行交流和沟通,向患者耐心解释肝硬化,肝性脑病有关的知识,帮助患者分析不利于个人和家庭的各种因素,引导患者正确对待,提供最大的帮助,使患者树立起战胜疾病的信心和勇气,鼓励患者与有同样经历或者能理解患者处境的人多交流。在生活上,要多给予关心,耐心听取患者的倾诉,使之能从感情宣泄中减轻心理负担。

### 21. 怎样预防肝性脑病?

肝性脑病的病因主要是急慢性的肝病以及各种原因所造成的,包括一些上消化道出血或者是摄入过多的含氮的物质。在治疗肝性脑病的时候,我们首先应该确定它的诱因。那么如何去消除和避免肝性脑病的诱发因素呢?

(1)避免使用催眠镇静药、麻醉药及对肝有毒性作用的药物。烦躁不安或抽搐者,可肌内注射地西泮 5 ~ 10 mg,忌用水合氯醛、吗啡、硫喷妥钠等药物。

(2)保持大便通畅,防止便秘。

(3)积极预防控制上消化道出血,及时清除肠道内积存血液、食物和其他含氮物质。如上消化道出血后并发肝性脑病,可用生理盐水或弱酸性溶液灌肠,禁用肥皂水灌肠。

(4)避免快速利尿和大量放腹水,及时处理呕吐和腹泻,防止有效循环血容量减少、大量蛋白质丢失,注意保持水、电解质和酸碱平衡。

(5)预防感染,加强口腔、皮肤、会阴的护理,发生感染时应遵医嘱及时、准确应用抗生素,有效控制感染。

(6)避免发生低血糖,低血糖时热能减少,脑内去氨活动停滞,氨的毒性增强。

(7)防止大量输液,过多液体可引起低血钾、稀释性低血钠、脑水肿而加重肝性脑病。

## (七)肝脓肿

### 1. 什么是肝脓肿?

肝脓肿是细菌、真菌或溶组织阿米巴原虫等多种微生物引起的肝脏化脓性病变。其中细菌性肝脓肿常为多种细菌所致的混合感染,约占80%;阿米巴性肝脓肿约占10%,而真菌性肝脓肿低于10%。有一些原因不明的肝脓肿,称隐源性肝脓肿,可能与肝内已存在的隐匿病变有关。这种隐匿病变在机体抵抗力降低时,如糖尿病患者,病原菌在肝内繁殖,引起肝脓肿。

### 2. 为什么会得肝脓肿?

肝脏内管道系统丰富,包括胆道系统、门脉系统、肝动静脉系统及淋巴系统。全身各部位感染均可通过以上途径进入肝脏,也可通过邻近脏器病灶感染。病原菌侵入肝脏,"生根发芽",产生毒素或酶,使部分肝组织发生坏死、溶解,形成脓腔,同时肝内免疫细胞也启动保护模式,与病原菌"作战",形成脓细胞。腔内的渗出物、坏死组织、脓细胞和病原菌等共同组成了脓液。

### 3. 得了肝脓肿肝脏会有什么症状?

肝脓肿早期以发热等全身中毒症状以及肝区疼痛、腹胀为主要表现。不同的感染类型,肝脓肿的临床表现有所差异。

(1)高热:超过半数的患者有超过39 ℃的高热,多伴寒战出汗;肝脓肿早期不一定会有发热的症状,如果肝脓肿不处于急性感染期而处于慢性稳定时期,肝脓肿周围包裹得比较好,一般是不会出现发热症状。

(2)右上腹胀痛:肿大的肝脏使肝脏外层包膜膨胀,疼痛多呈持续性,随深呼吸及体位移动而剧增。

(3)肝区叩击痛:肝包膜极度撑开,叩击时撑紧的肝包膜刺激神经后产生肿痛、钝痛或针刺样疼痛,其他可有畏寒、恶心、食欲缺乏、消瘦发力、黄疸等。

## 4. 肝脓肿有哪些脓肿并发症?

肝脓肿可产生三类并发症,即脓肿破溃、血源播散及继发细菌感染。

(1)脓肿破溃:可以穿入到胸腔引起脓胸以及胸膜支气管瘘;也可以溃破至腹腔,引起腹膜炎或者其他的脏器引起窦道。

(2)脓肿随血流引起其他部位的脓肿、栓塞及血栓形成等。

(3)局部的脓肿可以引起继发性的感染,可以来自于腹腔,也可以来自于胆道系统,造成多种混合细菌的感染,加重原有的病情。

## 5. 肝脓肿有哪些检查方法?

肝脏的肿大多数在肋间隙,脓肿处有局限性水肿及明显压痛,肝脓肿的辅助检查有以下几种。

(1)血常规检验结果示白细胞及中性粒细胞升高。

(2)肝穿刺:阿米巴肝脓肿可抽出巧克力色脓液,细菌性可抽出黄绿色或黄白色脓液,培养可获得致病菌。脓液应做甲胎蛋白(AFP)测定,以除外肝癌液化。

(3)X 射线检查:可见右侧膈肌抬高,活动度受限,有时可见胸膜反应或积液。

(4)B 超检查:对诊断脓肿部位有较肯定的价值,早期脓液不全时需与肝癌鉴别。

(5)CT 检查:可见单个或多个圆形或卵圆形界限清楚、密度不均的低密区,内可见气泡。增强扫描脓腔密度无变化,腔壁有密度不规则增高的强化,称为"环月征"或"日晕征"。

## 6. 如何治疗肝脓肿?

肝脓肿是一种严重的疾病,一旦发现,无论有无症状,均应积极治疗。怀疑得了肝脓肿,应及时就医,诊断明确后,积极治疗原发基础疾病,根据病情选择药物治疗(抗生素)、介入治疗(经皮穿刺引流)或手术治疗(肝脓肿切开引流或肝脏部分切除),且不可因一味追求"保守、微创"而延误病情。

此外,除寻求正规治疗外,肝脓肿术后应卧床休息,避免劳累、着凉、预防感染;保持饮食清淡、营养均衡,适当增加蛋白质及维生素摄入,增强抵抗力;定期随访,注意体温变化,如有发热、腹痛等情况及时就诊。

### 7.肝脓肿容易复发吗?

肝脓肿是一种良性疾病,经过规范的治疗,大多数是能治愈的。但如果疗程不够、治疗不彻底或保养不好,也可能会复发。

预防肝脓肿的复发应该从肝脓肿的病根着手:一是肝内胆管结石的患者,要做手术取净结石;二是糖尿病患者平常要严格控制好血糖;三是抵抗力差的人加强锻炼,提高自身抵抗力。

### 8.患者出现高热时如何护理?

肝脓肿患者发病时由于细菌间断入血,造成菌血症,使患者出现寒战、高热等一系列中毒反应。患者大多起病急骤,体温达38~40 ℃,应每日测体温4~6次,如感染严重,体温持续39 ℃以上者,应采取冰袋物理降温或酒精擦浴,必要时药物降温。发热期间鼓励患者多饮水,同时密切观察病情,避免因大量出汗而导致患者虚脱,汗湿衣被应及时更换。

### 9.如何减轻患者肝区疼痛感?

同一强度的疼痛刺激,对于不同生理和心理状态的人反应不同。有的感觉略有疼痛,有的觉得忍无可忍。疼痛刺激在人体的反应强弱,明显受心理因素的影响,积极调整心理状态能够减轻疼痛感。疼痛与人的情绪关系密切,当情绪稳定,注意力高度集中在疼痛之外的某一问题,即忘我状态时,疼痛的感觉就会相应减轻。

(1)呼吸止痛,疼痛时深吸一口气,然后慢慢呼出,而后慢慢呼。呼吸时双目闭合,想象新鲜空气缓慢进入肺中。

(2)自我暗示止痛,当患者疼痛难忍时,自己要明白,疼痛是机体的保护性反应,说明机体正处在调整状态,疼痛感是暂时的。通过患者的自我暗示,患者可增强同病魔做斗争的决心和信心,疼痛的感觉就会减轻了。

（3）松弛止痛，松弛肌肉，就会减轻或阻断疼痛反应，起到止痛作用。松弛肌肉的方法很多，如叹气、打哈欠、深呼吸、闭目养生等。音乐止痛，疼痛患者通过欣赏自己喜欢的音乐能缓解疼痛。患者可以边听边唱，也可以闭目静听，并使手脚伴节拍轻动。这样既可分散注意力，又可缓解紧张情绪。

（4）转移止痛，可通过多种形式分散患者对疾病的注意力，以此来减轻疼痛，如看电视、讲故事、相互交谈、读书看报等。家属也应给予关怀和安抚。

### 10.肝脓肿患者如何饮食？

由于患者高热，造成体内能量大量消耗，所以做好患者的饮食指导，可进食易消化、高热量、高维生素、高蛋白、低脂肪饮食，避免吃生、冷、硬、油炸、高糖或刺激性食物。如果患者进食困难或胃肠道症状较重者，可给予静脉营养支持治疗，采用外周途径中心静脉置管后，输入脂肪乳、复方氨基酸等营养液，以保证患者的正氮平衡，促进患者的恢复。

### 11.注意观察哪些症状以早期发现感染性休克？

患者突然烦躁、焦虑、神情紧张，面色和皮肤苍白，口唇和甲床轻度发绀，肢端湿冷。可有恶心、呕吐，尿量减少，心率增快，呼吸深而快，血压尚正常或偏低、脉压小，眼底和肝微循环检查可见动脉痉挛。随着休克发展，患者烦躁或意识不清，呼吸浅速，心音低钝，脉搏细速，按压稍重即消失，表浅静脉萎陷，血压下降，收缩压降低至80毫米汞柱以下，原有高血压者，血压较基础水平降低20%~30%，脉压小，皮肤湿冷、发绀，尿量更少甚或无尿。

### 12.肝脓肿患者出院后引流管如何护理？

肝脏内脓肿范围较大时，局部引流是治疗措施之一。管理好引流管道，避免引流管脱落是肝脓肿患者出院后家属护理患者的重点。

（1）妥善固定导管，保持导管在位通畅，防止牵拉脱出，把导管用别针固定在上衣的下边缘，引流袋不可高过伤口的水平面，以防止逆行感染。

（2）定期更换导管周围伤口敷料，无渗液、渗血的1周换药1次，有外渗时请及时去附近医院换药。

（3）若有外渗或胆汁渗漏损伤周围皮肤，形成湿疹和皮炎，可局部皮肤涂抹氧化锌软膏，减少引流液对皮肤的刺激。

（4）一旦引流管脱落，不可将其再次插入，应当用手捏住导管周围的皮肤，立即前往医院进行观察治疗。

（5）有导管的患者禁止淋浴和泡澡，擦身即可。

（6）定期更换引流袋，1 周更换 1 次，更换引流袋时应先洗手，用酒精棉球擦拭连接处，不要用劲往外拽，防止导管被拔出，应慢慢地去剥离，再更换新的引流袋。

（7）如引流不畅会引起感染，保持充分、有效、持续的引流是关键，可以经常用手从导管近端开始呈离心方向挤捏导管，防止堵管。

（8）倾倒引流液，是负压球就直接打开开口挤压引流液，是引流袋就要用夹子夹住引流管近端，打开引流袋下面开口倾倒，倒完后及时打开夹子。如量多可以直接看引流袋上引流量的刻度，如量少就倾倒引流液于清洁容器内，用注射器抽吸来测量引流量。

（9）严格记录 24 小时引流液的颜色、性质和总量，可以用笔和纸记好每天引流液的颜色、性质和总量，复查时带着这些记录，便于医生参考。

（10）起居要有规律，劳逸结合。既要避免剧烈运动，防止导管脱出；也要避免整日静坐不动，导致导管堵塞。

（11）如遇以下情况需及时去医院就诊：导管脱出、腹痛、发热、寒战、黄疸、引流管内有引出血性液体。

### 13. 肝脓肿患者有必要定期复查吗?

肝脓肿是一种良性疾病，经过规范的治疗，大多数是能治愈的。如果确定治愈无须再复查，如果没有治愈需要从病根着手，积极正规治疗，定期复查肝脏彩超。

（雷　雷　王肖蒙）

## （八）肝癌

### 1.肝癌的发病原因有哪些?

肝癌,可分为原发性和继发性两类。

原发性肝癌是我国和某些亚非地区常见恶性肿瘤,病死率很高。原发性肝癌的病因尚未明确,目前认为可能与以下因素有关。

(1)肝硬化:肝癌合并肝硬化的比率高,我国占 53.9% ~ 90%。其中以细胞癌合并肝硬化最多,占 64.1% ~ 94%,胆管细胞癌很少合并肝硬化。

(2)病毒性肝炎:临床上肝癌患者常有急性肝炎→慢性肝炎→肝硬化→肝癌的病史,研究发现肝癌与乙型、丙型和丁型 3 种肝炎有较肯定的关系;HBsAg 阳性者其肝癌的相对危险性为 HBsAg 阴性者 10 ~ 50 倍。我国 90%的肝癌患者 HBV 阳性。

(3)黄曲霉毒素:主要是黄曲霉毒素 $B_1$,主要来源于霉变的玉米和花生等。调查发现,肝癌相对高发区的粮食被黄曲霉素及其毒素污染的程度较高。黄曲霉毒素能诱发动物肝癌已被证实。

(4)饮水污染:各种饮水类型与肝癌发病关系依次为宅沟水(塘水)>泯沟水(灌溉水)>河水>井水。污水中已发现如水藻毒素等很多种致癌或促癌物质。

(5)其他:亚硝胺、烟酒、肥胖等可能与肝癌发病有关;肝癌还有明显的家族聚集性。

继发性肝癌最常见的血行转移,多见于消化道癌,如胃癌、结肠癌、胰腺癌、胆囊癌等,其次是造血系统恶性肿瘤、肺癌、卵巢癌、乳腺癌、鼻咽癌等。

### 2.肝癌的表现是什么?

(1)肝区疼痛:最常见和最主要的症状,约半数以上患者以此为首发症状。多呈间歇性或持续性钝痛、胀痛或刺痛,夜间或劳累后加重。

(2)消化道症状:表现为食欲减退、腹胀、恶心、呕吐或腹泻等,易被忽视,且早期不明显。

（3）全身症状：①消瘦、乏力，早期不明显，随病情发展而逐渐加重，晚期体重进行性下降，可伴有贫血、出血、腹水和水肿等恶病质表现；②发热，多为不明原因的持续性低热或不规则发热，常为 37.5～38 ℃，个别可达 39 ℃。

（4）伴癌综合征：即肝癌组织本身代谢异常或癌肿引起的内分泌或代谢紊乱的综合征，较少见。主要有低血糖、红细胞增多症、高胆固醇血症及高钙血症。

（5）肝大与肿块：为中、晚期肝癌最主要体征。

（6）黄疸和腹水：见于晚期患者。

### 3. 如何早期发现肝癌？

根据"原发性肝癌规范化诊治的专家共识"，对于肝癌高危人群，即：≥35 岁的男性、具有乙肝和（或）丙肝病毒感染者、嗜酒者，一般是每隔 6 个月进行一次筛查，主要包括血清甲胎蛋白和肝脏超声检查两项。对 AFP>400 微克/升而超声检查未发现肝脏占位者，应注意排除妊娠、活动性肝病以及生殖腺胚胎源性肿瘤；如能排除，应做肝脏 CT 和（或）MRI 等检查。

如甲胎蛋白升高但未达到诊断水平，除了应该排除上述可能引起甲胎蛋白增高的情况外，还应密切追踪甲胎蛋白的动态变化，将超声检查间隔缩短至 1～2 个月，需要时进行 CT 和（或）核磁 MRI 检查。

### 4. 肝癌有哪些合并症与并发症？

（1）肝外转移：如发生肺、骨、脑等肝外转移，可呈现相应部位的临床症状。

（2）合并肝硬化者：常有肝掌、蜘蛛痣、脾大、腹水和腹壁静脉曲张等肝硬化门静脉高压症表现。

（3）并发症：肝性脑病、上消化道出血、癌肿破裂出血、肝肾综合征及继发性感染（肺炎、败血症、真菌感染）等。

### 5. 肝癌患者手术前做哪些检查？

（1）肝癌血清标志物检测：①甲胎蛋白测定是诊断原发性肝细胞癌最常

用的方法和最有价值的肿瘤标志物。②其他肝癌血清标志物,如异常凝血酶原(DCP)和岩藻糖苷酶(AFU)。

(2)血清酶学:各种血清酶检查是肝癌诊断的辅助检查。

(3)肝功能及病毒性肝炎检查:肝功能检测、乙肝标志物检测、肝炎病毒检测,阳性结果,有助于肝癌的定性诊断。

(4)肝功能储备测定:目前较常用的有动脉血酮体测定和吲哚菁绿清除试验,有助于判断手术耐受性。

(5)B超:是诊断肝癌最常用的方法,可作为高发人群首选的普查工具或用于术中病灶定位。

(6)CT和MRI:能显示肿瘤的位置、大小、数目及其与周围器官和重要血管的关系,有助于制定手术方案。

(7)肝动脉造影:此法肝癌诊断准确率最高,可达95%左右,因属侵入性检查手段,仅在无法诊断或定位时才考虑采用。

(8)正电子发射计算机断层扫描(PET-CT):全身扫描可了解整体状况和评估转移情况,达到早期发现病灶的目的。

(9)发射单光子计算机断层扫描(ECT):ECT全身骨显像有助于肝癌骨转移的诊断。

## 6.肝癌患者术后饮食注意事项有哪些?

目前肝切除术仍为肝癌的首要治疗方式。肝脏是人体最大的消化器官,许多营养物质通过肝脏进行生物转化和合成,因此肝切除术对患者机体打击大,术后存在各种代谢障碍,主要是糖、脂肪、蛋白质三大营养物质和胆酸、电解质的代谢障碍。主要表现在肝脏能量储备降低,能量基质利用障碍,对葡萄糖的代谢速率降低,创伤引起机体术后糖耐受差和胰岛素抵抗。消耗能量较大,影响患者术后的营养需求及机体的抵抗力,因此术后恢复较慢。而早进食是术后康复的一个重要环节。

术后全麻清醒,生命体征平稳,早期咀嚼口香糖可引起胃、胰、肝的动力,促进消化液的分泌,促进肠的活动,增强肠蠕动,减轻腹胀的发生。

术后通气后可试饮水,胃肠功能恢复后可进食,进食原则:少量多次,

"三高一低"即高糖、高蛋白、高维生素、低脂肪。若患有特殊疾病,如糖尿病等,应给予要素饮食。待肠蠕动恢复、肛门通气后停止胃肠减压,给予流质饮食,为预防术后腹胀及脂肪泻,应给予少糖无脂肪流质,逐渐过渡到低脂半流质饮食,若无腹胀膳食中适量添加甜食。饮食中要有肉类、鱼类、蛋、乳制品、豆制品等动、植物蛋白,以及富含维生素的新鲜水果及蔬菜,肝功能较差者为预防肝性脑病,进食豆制品、奶制品优于肉类。

出院饮食指导:戒烟戒酒,忌食辛辣、生硬食物,忌腥味,给予舒肝利胆、利湿退黄、清热解毒的食物,如鸡骨草冲剂、西瓜、玉米、绿茶等,继续"三高一低"饮食,鼓励多饮水,以增加食欲。

### 7. 肝癌患者术后活动的注意事项有哪些?

术后卧床时间长,活动量减少,还可使胃肠蠕动恢复时间延长,引起术后腹胀,导致肠粘连、肠梗阻的发病率增高,延长住院时间。快速康复外科理念指出,患者术后生命体征稳定、无剧痛、无重度疲劳及病情允许情况下,术后24小时内均可尝试下床活动。可以促进消化功能的早期恢复,增加肠蠕动,增进食欲,有利于营养的及时补充,增强抗病能力,还可预防术后深静脉血栓形成。快速康复术后早期下床活动是指术后6小时内床上活动,术后6~24小时后可下床活动。术后早期下床活动有利于血液循环,促进伤口愈合,预防下肢静脉血栓,促进肛门排气,促进胃肠功能的恢复。

活动方法:

(1)患者术后当天床上活动:麻醉清醒回病房术后2小时,生命体征稳定,每2小时翻身1次,每2小时深呼吸、有效咳嗽、四肢伸屈活动1次。

(2)术后第1天床边坐起及站立:协助患者站立,有不适立即停止,每天上午、中午、下午各3次。

(3)术后第2天床边行走:上午、中午、下午在患者坐起、站立基础上无不适协助患者床边行走3次。

(4)术后第3天走廊走:分别于上午、中午、下午在患者坐起、站立、床边行走无头晕、疲劳不适后协助患者行走到走廊3次。

### 8. 肝癌患者术后身上的引流管如何护理？

肝脏手术涉及胆管、胰管、腹腔等多部位多脏器,术后分泌物需要引流到体外,以免引起腹腔感染。根据不同手术引流管的位置和数量不同。大致护理要点相同。

(1)妥善固定:加强引流管的固定,可以用胶带固定引流管,并用线绳将引流袋固定在衣服扣洞处防止引流管受牵拉脱落,患者在翻身时特别注意管道的处理,避免压迫打折,影响引流。

(2)引流液观察:定期挤压引流管,保持引流通畅,严密观察引流液的量、性质和颜色。一般情况下,手术后当日可从肝周引流管引出鲜红色血性液体 100 ~ 300 毫升,若血性液体增多,应警惕腹腔内出血。

(3)预防感染:长期带管者。引流管口周围皮肤以无菌纱布覆盖,保持局部干燥。有渗出时要及时更换伤口敷料。根据引流袋特点定期更换。平卧时引流管远端不可高于引流管口,坐位、站立或行走时不可高于腹部手术切口,以防逆流感染。

（孙兆菲）

# 六、胆囊及胆管疾病护理

胆道分为肝内胆管和肝外胆管,整个胆道就像棵大树,肝内胆管就是树冠,肝外胆管就像大树的主干,胆囊作为肝外胆管的一部分,犹如一个仓库,虽然坐落于肝脏表面,但是开口却在树干上,胆道作为消化系统的一部分,其作用是至关重要的,因为胆道内流动的胆汁是人体必不可的消化液,比如脂肪和脂溶性维生素的消化和吸收都要依赖于胆汁的作用,长期缺乏这些营养后果很严重(图6-1)。

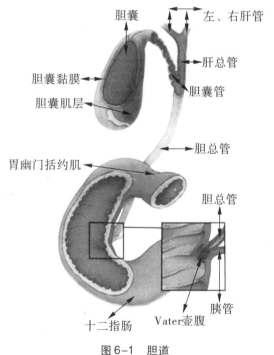

图6-1　胆道

# （一）胆囊炎

### 1. 胆囊发了炎，谁是罪魁祸首？（视频：胆囊炎）

胆囊炎

胆囊炎根本的发病原因尚不明确，大致跟以下情况有一定的关系。

（1）体质较弱：免疫力比较差，容易出现胆道感染，而胆道感染进一步发展就会引起胆囊发炎。

（2）肠道寄生虫病：比如蛔虫钻入胆道可引起胆道发炎。其残体和虫卵可成为结石的"核心"，结石突然梗阻或嵌顿胆囊管是导致急性胆囊炎的常见原因。

（3）三餐不规律：尤其是暴饮暴食，过量食用高脂肪和富含胆固醇的食物，容易导致胆囊受损，引起病变。

（4）心态上：长期郁郁寡欢，情志不佳容易导致胆汁的排泄受阻，长此以往，也会患胆囊炎。

### 2. 得了胆囊炎会有哪些后果？

胆囊炎是常见的疾病，发病率较高，胆囊炎会引起身体极度不适。

（1）疼痛：急性胆囊炎发作时，导致急性的右上腹部剧烈疼痛，像绞得一样，一阵阵地加重疼痛，有时还会有右肩或右背的疼痛。

（2）恶心、呕吐：胆囊发炎后不能存储胆汁或者说存储的胆汁会变质，导致胆汁的消化能力下降或消失，因此导致肠蠕动减慢，肠道内食物不能消化吸收，引起恶心、呕吐。

（3）发热：胆囊发炎后，胆囊壁水肿，导致胆汁瘀滞造成细菌感染。

（4）黄疸：特别重的胆囊炎还有皮肤和眼睛发黄，以及全身感染中毒症状。

慢性胆囊炎右上腹疼痛一般不剧烈，多为持续性胀痛，随着胆囊炎症的进展，疼痛亦可加重。

### 3. 胆囊炎更偏爱哪些人？

一般青少年发病率较低，其他发病人群如下。

(1)40岁以上的中年人:由于工作压力、不良生活方式等因素,往往有不同程度的神经调节和代谢障碍,进而直接影响胆囊的正常收缩和舒张,使胆汁的排泄不畅通。

(2)逐渐发胖的中年人:由于脂肪代谢紊乱,更容易诱使胆囊强烈收缩。如果同时有感染、消化不良、结石形成等因素,就更容易诱发胆囊炎了。

(3)绝经期前的中年妇女:由于内分泌平衡被打破,影响了胆汁的分泌和调节,如果再有饮食和生活习惯的不健康,得胆囊炎的概率要比同年龄的男子更高。

### 4.胆囊炎可以分为哪些类型?

胆囊炎可分为急性胆囊炎和慢性胆囊炎,常与胆石症合并存在。急性胆囊炎,疼痛发作明显,十分剧烈,或呈绞痛样。慢性胆囊炎,病程长,病情经过有急性发作和缓解相交替的特点,急性发作时与急性胆囊炎症状同,缓解期有时可无任何症状。

### 5.胆囊结石和胆囊炎有什么关系?

慢性胆囊炎可以诱发胆囊结石,胆囊结石可以导致胆囊发炎。胆囊结石和胆囊发炎可以同时存在,也可以单独存在。

### 6.胆囊炎会变成癌症吗?

胆囊炎或伴有胆囊结石,对胆囊的长期刺激可以引起胆管的炎性改变,黏膜细胞异常增生进而发生胆囊癌。96%以上的胆囊癌患者均伴有慢性胆囊炎和胆结石。当然,也不是所有的胆囊结石和慢性胆囊炎都会癌变,不过有以下情况的患者需要高度注意。

(1)50岁以上的老年人,慢性胆囊炎反复发作的人,尤其是女性,其癌变率占总病例的80%左右。

(2)慢性胆囊炎时间较长(>5年)、腹痛反复发作的慢性胆囊炎,尤其是萎缩性胆囊炎(即胆囊大小小于正常范围)或充满结石者。结石性胆囊炎的癌变率是非结石性胆囊炎的30倍,说明结石刺激因素在癌变中的重要作用。

慢性胆囊炎时有腹痛发作的人一定要注意定期检查。

### 7. 胆囊炎疼痛按压点的位置是固定的吗?

腹痛常在饱餐、脂肪餐后发生,腹痛以右上腹部为主,可向肩背部放射,可以触痛及肌紧张,右上腹胆囊区常有明显的触痛和肌紧张,当炎症侵及周围组织时,可有压痛、反跳痛、墨菲(Murphy)征阳性,有时可触及肿块,为肿大的胆囊与大网膜和邻近的肠系膜粘连所致。合并有局限腹膜炎、弥漫性腹膜炎,或者是急性胰腺炎时,触痛的范围会扩大到右侧背部肩胛下面以及皮肤过敏现象称为博阿斯(Boas)征。

### 8. 胆囊炎的检查方法有哪些?

血常规示白细胞高于正常,尿常规示胆红素阳性。肝功能检查转氨酶升高,B超检查,可以见到肿大的胆囊、胆囊壁增厚、胆囊结石等,腹部平片可以看见肿大的胆囊阴影、胆管和胆囊显影。磁共振成像,可以看到急性、胆囊炎、胆囊肿大、胆囊壁增厚、炎性渗出和水肿。

### 9. 得了胆囊炎怎么办?

胆囊炎发病后患者要注意饮食,适度活动会减轻症状,防止病情发展,必要时药物和手术治疗。

(1)饮食:为了减少胆囊的负担,尽量减少脂肪和蛋白质,必要时禁食。

(2)活动:减少活动量,发热和疼痛时卧床休息减少体能消耗。

(3)如果疼痛难忍或发热时需要尽快去医院治疗。

(4)主要是应用解痉、镇痛、抗生素药物及利胆药物进行治疗。也可采取驱虫疗法、溶石疗法进行治疗。

(5)胆囊切除术是急性胆囊炎最根本、最有效的方法。

### 10. 发现胆囊结石/胆囊炎,该不该立即切除?

一旦发现胆囊结石,一定要到专业的医疗机构诊治。胆囊切除是最有效的预防胆囊结石引起胆囊癌变的措施。那么,何种情况下需要做胆囊切除呢? 一般来说,经常有胆囊炎发作、结石大于2.5厘米、胆囊壁明显增厚或不规则增厚以及胆囊充满结石这4种患者都要尽早手术切除胆囊。在无急性炎症时的胆囊切除手术是一种比较容易完成的手术,而且大部分可以用腹腔镜技术来完成手术,痛苦小,恢复快。

### 11. 胆囊切除后还能正常吃饭吗?(视频:急性胆囊炎患者的康复指导)

很多人会担心,胆囊切除以后会不会影响生活质量? 切除病变的胆囊,生活质量只会更好,不会变差。反复腹疼的人不再痛了,以前不敢吃的鸡蛋可以吃了,大部分人可以和从前一样正常吃饭,只是不能暴饮暴食;只有一小部分患者在术后一段时间可能会出现腹胀,吃油腻的东西会拉肚子。但大多数人会在半年到一年的时间里逐渐恢复正常。因为在胆囊切除之后,胆管和胆道动力会逐渐做出调整,以平衡消化系统的功能作用。因此完全不必担心胆囊切除会影响生活质量。

急性胆囊炎患者的康复指导

### 12. 什么是胆囊切除术后综合征?

胆囊切除术后综合征是指胆囊切除术后,患者可出现或多或少持续存在的或反复发作的术后症状,以及重新发生一些胆道系统的器质性或功能性疾病。其发生率占20%～30%。

### 13. 哪些表现属于胆囊切除术后综合征?

产生胆囊切除术后综合征的原因不同,可有不同的临床表现,但主要症状为剑突下或右上腹疼痛,疼痛可放射至肩背部,其程度较胆结石为轻,有时腹痛突然发生,持续时间较短。腹痛发作时可伴有恶心,呕吐或其他消化道症状,如餐后不适,腹胀和大便次数增多等。

### 14. 为什么会出现胆囊切除术后综合征?

正常人在消化期间,迷走神经兴奋,胆囊收缩和Oddi括约肌舒张,三者之间存在相互协调的机制,如果一方异常就会发生胆道运动障碍。胆囊切除后,括约肌有代偿性的松弛扩张,胆总管也出现代偿性的扩张,以代偿胆囊的部分功能,患者可以无特殊症状,如果这种代偿功能丧失,胆道运动功能障碍,胆管内压力升高,将可能出现胆绞痛等不适感觉。胆管失去代偿情况下,胆汁持续进入十二指肠。但在消化期间由于缺乏浓缩的胆汁,肠内胆汁酸不易达到消化食物所需要的浓度,患者就会出现厌食,食入脂肪性食物后上腹部不适、胀气等症状。

总之,由于没有了胆囊,不需要胆汁时,胆汁排进十二指肠引起不舒服的症状。需要胆汁时,排进十二指肠的胆汁又不够了还是引起不舒服的症状。

### 15. 胆囊切除术后综合征能治好吗?

治疗的方法取决于病因,只要将病因明确,就可以采取有效的措施,如胆道系统有残余的结石或狭窄,都可以通过手术解决。如果是胆道系统以外的疾病引起,则应做好相应的对症处理。去除病因以后一般效果比较好。胆囊手术以后,胆管有代偿性的扩张和括约肌代偿性的舒张形成后,无胆囊症状就会消失。

### 16. 急、慢性胆囊炎如何饮食?

急性胆囊炎多因结石梗阻或细菌感染引起,因此,预防本病的关键是预防结石的发生,少吃含胆固醇高的食物,如动物的内脏、虾蟹等。多吃鱼类、蔬菜,适当进食少量脂肪食物,如肥肉、鸡蛋等以刺激胆囊收缩,把胆汁排空,防止结石形成。

### 17. 胆囊炎高危人群的饮食注意事项有哪些?

胆囊炎大部分原因在于饮食,有胆囊炎隐患的高危人群在日常生活中注意饮食,会减少胆囊炎发作。

(1)胆囊炎在急性发作期,忌食油炸、煎的食物,忌食蛋类、肉汤及饮酒。随着病症的消退可逐渐加入少量脂肪及蛋白食物,如瘦肉、鱼、水果及鲜菜等。

（2）慢性胆囊炎患者,平日进食应以清淡、易消化的食物为主,应少量多餐,以刺激胆汁分泌。严格控制脂肪和含胆固醇食物,比如脑花、动物内脏、蛋黄、肥肉、油炸食物、辛辣品等。

（3）多吃新鲜蔬菜和水果、补充膳食纤维,以减少胆固醇吸收,减轻胆囊炎的症状。

（4）合理烹调,宜采用煮、蒸、炖、焖等方法,减少煎、炸、烤等烹饪方式。烹饪用油尽量选用植物油,如花生油、玉米油、葵花籽油、橄榄油等。

### 18. 怎样预防胆囊炎?

胆囊炎发作可以预防,注意日常生活,减少或避免胆囊炎发作。

（1）积极预防和治疗细菌感染及并发症,注意饮食卫生,防止胆道寄生虫病的发生,并积极治疗肠蛔虫症。

（2）生活起居有节制,注意劳逸结合、寒温适宜,保持乐观情绪及大便通畅。

（3）本病若有结石或经常发作,可考虑手术治疗。

（4）应选用低脂肪餐,以减少胆汁分泌,减轻胆囊负担。忌烟忌酒。

（5）有家族史或既往得过胆囊炎的患者应注意定期复查。

## （二）胆管炎

### 1. 什么是急性梗阻性化脓性胆管炎?（视频:胆管疾病）

急性梗阻性化脓性胆管炎是在胆道梗阻的基础上,发生胆管扩张及胆管的急性化脓性细菌感染。同时又称作重症胆管炎、复发性化脓性胆管炎。

该疾病的发生是由于胆管的梗阻及随之而来的胆管感染使胆管扩张,胆管壁肿胀,造成梗阻进一步加重并逐渐完全梗阻,胆管内压力升高,胆管壁更加的水肿充血甚至溃疡,管腔内逐渐充满脓液,胆管内压力更加高,高到甚至使脓性胆汁及细菌反流,破坏肝细胞或者进入血液,引起全身性的感染和多器官功能的损害。

胆管疾病

急性胆管炎和急性梗阻性化脓性胆管炎是同一种疾病的不同发展阶

段。造成梗阻的原因,绝大多数是胆石,也有肿瘤或严重性的狭窄、胆道蛔虫等。

### 2.急性梗阻性化脓性胆管炎的症状是什么?

急性梗阻性化脓性胆管炎,实际上是比较紧急和危重的,如果患者和家属能够自己根据症状及时发现判断病情到医院诊治,可以为患者抢救赢得时间。

多数的患者有胆管疾病和胆管手术史,典型的症状有以下几个方面。

(1)"三联征":寒战、高热,腹痛,黄疸。

(2)"四联征":高热,腹痛,黄疸,神志改变。

(3)"五联征":高热,腹痛,黄疸,神志淡漠,休克。严重时可产生脓毒血症危及生命。

值得注意的是,该病一般起病急骤,突发剑突下或右上腹胀痛或绞痛,继而寒战、高热,恶心、呕吐。通常起病迅猛,有时尚未出现黄疸已发生神志淡漠、嗜睡、昏迷等症状。如未予以有效治疗,会出现全身发绀、低血压休克,并发急性呼吸衰竭和急性肾衰竭,严重者可在短期内死亡。

### 3.什么是原发性硬化性胆管炎?

原发性硬化性胆管炎是一种慢性胆汁淤积性肝胆疾病,其症状为胆道系统弥漫性炎症和纤维化破坏,导致胆管变形,并常有多处狭窄,病情呈持续发展,最终可以导致胆管阻塞、胆汁性肝硬化和肝衰竭。

### 4.慢性原发性硬化性胆管炎会造成哪些后果?

慢性原发性硬化性胆管炎由于长期病态,不仅影响身体还会逐渐发展。

(1)营养缺乏:导致脂肪,脂溶性维生素和钙的吸收不足。

(2)继发性胆汁性肝硬化。

(3)继发胆管癌。累及其他脏器引起的后果:大肠癌、肝癌。

(4)由于炎性水肿、胆道不畅通诱发胆道结石。

(5)胆管炎症蔓延造成胰腺疾患。

## 5.胆管有哪些作用?

胆管是跟肝脏连接,从肝脏发生,然后形成了肝内、肝外的胆管,包括胆囊。从胆囊然后再逐渐地汇合到胆总管。经过胆总管再到了十二指肠的后方,最后到了胰腺和十二指肠,胆汁进入肠道。胆管的作用主要是储存胆汁,帮助消化。此外,它还可以清除人体内的一些废料,胆汁里面会排出一些溶解人体毒素的物质,起到解毒的功能,所以说胆管是一个很重要的器官。

## 6.急性梗阻性化脓性胆管炎的病因有哪些?

根据地域和饮食习惯不同,胆管炎发作的原因也有所不同。

在我国最常见的病因是结石。其次为寄生虫和胆管狭窄。最后是细菌感染和内毒素,胆道梗阻时,细菌在瘀滞的胆汁中迅速生长形成化脓性感染,胆管内压力逐渐增加,造成一系列临床症状。

## 7.什么是黄疸? 哪些情况会引起黄疸?

黄疸的发生是由于胆红素代谢障碍而引起血清内胆红素浓度升高所致。临床上表现为巩膜、黏膜、皮肤及其他组织被染成黄色,以及排尿为深黄色或茶色。黄疸产生的原因如下。

(1)溶血性黄疸:溶血性黄疸多跟血液系统疾病相关,例如输错血造成的急性溶血或者遗传性球形红细胞增多症,创伤造成血管外的溶血也会造成溶血性黄疸;肺栓塞和肺梗死都有可能导致黄疸的出现;某些药物、蚕豆或者蛇毒都有可能造成溶血性黄疸。

(2)肝细胞性黄疸:病毒性肝炎、脂肪、酒精、药物都会造成肝脏的损害,从而引起肝细胞性黄疸,自身免疫性肝病同样也会造成黄疸。

(3)阻塞性黄疸:胆管内若出现结石或者肿瘤,堵塞胆管,导致胆汁无法正常排出,反流到血液中,从而造成阻塞性黄疸。

## 8.胆管炎相关临床检查方法有哪些?

目前常用的检查有:

（1）血常规：白细胞和中性粒细胞升高。

（2）肝功能检查：查看转氨酶和胆红素情况。

（3）B超检查：初步查看胆囊情况。

（4）右腹部平片查看肠道积气情况。

（5）胆管造影：查找引起胆管炎或胆道梗阻的原因。

（6）磁共振成像：看胆道更加清楚。

## 9. 胆管炎急性发作时均会出现黄疸吗？

急性胆管炎的典型临床表现是，寒战和高热、黄疸、腹痛，又称查科三联征。三联征出现表示病情比较危急，一定要迅速到医院诊治。

但是，胆管炎急性发作时，不是一定会出现黄疸，黄疸是胆管炎一个常见症状，其发生率约占80%。黄疸出现与否及黄疸的程度，取决于胆道梗阻的部位和梗阻持续的时间。一般来讲胆道梗阻的时间越长，胆道内压力越高，梗阻越完全，黄疸就越深。肝总管以下的胆道梗阻容易出现黄疸。肝内某一支胆道梗阻，反复胆管炎发作可引起该叶肝脏纤维化萎缩，但黄疸可以不明显，甚至不出现。

## 10. 胆道B超检查前的饮食注意有哪些？

B超是诊断胆道疾病的首选方法。

（1）检查前3日需禁食牛奶、豆制品、糖类等易发酵产气的食物。

（2）检查前1日晚餐进清淡饮食，以保证胆囊和胆管内胆汁充盈。

（3）检查当日空腹，禁食禁水。减少腹腔肠管气体干扰。肠道气体过多或便秘者可事先口服缓泻剂或灌肠。

## 11. 胆管炎的治疗方法有哪些？

胆管炎使胆道的压力升高，并造成一系列的临床症状，因此胆管炎的治疗原则是立即解除胆道梗阻并引流，降低胆道压力，积极控制感染和抢救患者生命。其治疗方法有非手术治疗及手术治疗。

非手术治疗：①抗休克治疗，补充扩容，恢复有效循环血量。②抗感染治疗,选用针对革兰氏阴性杆菌及厌氧菌的抗生素,联合足量用药。③纠正水、电解质及酸碱平衡。④对症治疗,包括降温、解痉、镇痛、营养支持等。⑤其他治疗:禁食、胃肠减压等。

手术治疗:①胆总管切开减压;②T 管引流术;③经内镜鼻胆管引流术;④PTCD 治疗。

## 12. 什么是经皮肝穿刺胆道引流术?

经皮肝穿刺胆道引流术(PTCD)是在 X 射线或 B 超引导下,利用特制穿刺针经皮穿入肝内胆管,再将造影剂直接注入胆道,而使肝内外胆管迅速显影,在造影的基础上向扩张的肝内胆管置入导管减压并引流。可用于术前减轻黄疸,对不能手术的梗阻性黄疸患者也可作为永久性的治疗措施。

适应证:原因不明的梗阻性黄疸、行内镜下逆行胰胆管造影术(ERCP)失败者、术后疑有残余结石或胆管狭窄者、B 超提示肝内胆管扩张者。

## 13. 什么是胆总管切开减压术?

胆总管切开减压术是行胆总管手术时将胆总管切开降低胆总管压力的一种方法。胆道术后常放置引流管。

胆总管切开减压术是解决胆道梗阻和化脓性胆管炎最有效的方法,主要适应证有以下几种。

(1)急性化脓性梗阻性胆管炎。

(2)胆道感染并发肝脓肿、胆道出血或中毒性休克者。

(3)患者有反复胆绞痛、黄疸、高热或并发胰腺炎者。

(4)梗阻性黄疸并胆管炎者。

(5)胆囊多发性细小结石。

(6)胆总管明显增粗、肥厚、有炎症者。

(7)胆总管有结石、蛔虫或血块者。

## 14. 如何减轻患者术后疼痛感?

患者术后再放入引流管会增加患者的疼痛感,减轻疼痛也是重要的护理措施之一。

（1）转移患者注意力：听音乐、交流等。

（2）根据病情适当应用止痛药。

（3）适当休息，避免剧烈活动加重伤口疼痛。

（4）给予高热量、高蛋白、高维生素饮食，促进伤口愈合。

## 15. 患者出现高热时如何处理？

高热是胆管炎患者常见的体征，做好高热的护理避免并发症发生。

（1）降温：根据体温升高的程度，采用温水擦浴、冰敷等物理降温方法，必要时使用药物降温。

（2）控制感染，联合应用足量有效的抗生素，有效控制感染，使体温恢复正常。

（3）因患者高热退热后出汗较多，应补充足够的水分和电解质。

## 16. 什么是 T 管引流术？

T 管引流术是行胆总管手术时所需要放置的一种引流方法。胆总管减压术后为了防止短时间内胆管压力再次升高需行此术。

（1）引流胆汁和减压，防止胆汁排出受阻，导致胆总管内压力增高，胆汁外漏引起腹膜炎。

（2）引流残留残余结石，使胆道内残余结石，尤其是泥沙样结石通过 T 管排出体外。

（3）支撑胆道，防止胆总管切开处粘连、瘢痕、狭窄等导致管腔变小。

## 17. T 管引流如何护理？

患者置入 T 管引流出胆汁，减轻胆管压力，一定做好观察和护理防止脱管和感染。

（1）固定：妥善固定 T 管于腹壁，以防翻身、活动时管道脱出。

（2）观察：加强观察 T 管引流液的颜色、量和性状。正常成人每天分泌胆汁 800 ～ 1 200 毫升，呈黄绿色，清亮无沉淀。胆汁过多提示胆道下端有梗阻的可能,如胆汁混浊应考虑结石胆管残留或炎症未被控制。

（3）保持引流通畅:防止引流管扭曲、折叠受压。应经常挤压,防止管道堵塞。必要时用生理盐水低压冲洗,或用50毫升注射器负压抽吸。

（4）预防感染:定期更换引流袋。更换时严格执行无菌操作。

（5）拔管:可在术后10~14天试行夹管,夹管成功后1~2天,患者无不适,可给予拔管。拔管后残留窦道,用凡士林纱布填塞。若胆道造影发现有结石残留需保留T管6周以上,再做取石或其他处理。

## 18. 带T管出院患者如何进行自我护理?

有些患者因病情需要而带着引流管回家,患者一定要注意自我管理。

（1）穿宽松柔软的衣服,以防管道受压。

（2）淋浴时可用塑料薄膜覆盖引流管,以防感染。

（3）避免提举重物或过度活动,一面牵拉T管导致管道脱出。

## 19. T管引流出现哪些问题时需及时就诊?

需要长时间带引流管的患者遇到以下情况一定要及时到医院处理。

（1）引流管脱出。

（2）引流液的颜色混浊、引流液的量过多、引流液有絮状物等。

（3）引流管不通畅、管道堵塞。

（4）引流管口皮肤感染等感染迹象。

## 20. 患者出院后的饮食注意事项有哪些?

给予低脂、高蛋白、高糖类、高维生素的普通饮食或半流质饮食。忌食高脂油腻食物。注意饮食卫生,如有胆道蛔虫应按医生建议及时到医院检查。

## 21. 如何预防胆管炎?

（1）纠正不良的生活习惯,最好不要吃刺激性的食物,饮食要卫生,合理调配食谱,不宜吃过多油腻及高脂肪食物,饮食应该要做到多样化,尽早戒烟戒酒,缓解精神方面的压力。

(2)积极防治胆道疾病。患有胆道疾病,胆结石,不明原因的发热和腹痛、黄疸的症状应及时就医。胆道梗阻不及时解除,会变为完全梗阻,其中细菌感染逐渐加重时,即可造成急性炎症发作。

(3)坚持进行体育锻炼,能够提高人体的免疫功能,还应该要避免过度的劳累,一定要注意多休息。

(申丽香　张红梅)

## (三)胆结石与胆管结石

### 1.什么是胆结石?

胆石症(图6-2)包括胆囊和胆管内的结石。我国胆石症以胆囊内的胆固醇结石为主。胆石症为肝胆外科常见疾病,好发于中老年女性,主要表现为胆绞痛、上腹部隐痛、胆囊积液,是一种可完全治愈的胆道疾病,以外科手术为主要治疗方法。随着医疗技术水平的提升,手术方式已逐渐向微创手术发展。目前,腹腔镜联合胆道镜取石术逐渐在胆石症治疗中开展,治疗效果已受到临床普遍认可。

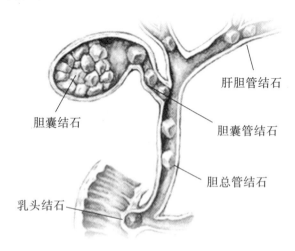

肝胆管结石

胆囊结石

胆囊管结石

胆总管结石

乳头结石

图6-2　胆石症

### 2.胆结石与胆管结石是怎么形成的?（视频:胆管结石）

胆管结石

胆管结石分为原发性结石和继发性结石。

（1）胆管原发性结石是因为患者自身的胆固醇以及胆红素不断地进行沉积,从而累积成固体的物质,并且长期滞留在患者的胆道系统内,与绝大部分肝内胆管结石发生相同,结石褐色松软类似黄褐色泥土。

（2）胆管继发性结石多数是由胆囊结石排入胆总管,也有部分结石是由肝内胆管结石塌方排入胆总管。来源于胆囊的胆总管结石的性质与胆囊内结石完全相同,由肝内胆管结石塌方排入胆总管的结石成分与肝内胆管结石一致。胆管内生成的结石(原发结石)较少,多数为继发结石。

（3）肝外胆道包含:肝外右胆管、肝外左胆管、胆总管、肝总管和胆囊。胆管主要生理功能是输送胆汁至胆囊和十二指肠胆道系统,胆道的压力决定胆汁的流向和流速。胆总管进入十二指肠前膨大成壶腹,壶腹周围括约肌又成 Oddi 括约肌,具有调节胆总管和胰管的排放、防止反流的作用。

### 3.哪些人易患胆石症?

胆石症患者,以中老年人居多,女性是男性的 2 倍,中老年人一般运动量减少,身体基础代谢,以每年 5% 的速度下降,控制胆道系统排出胆汁的神经功能也日趋衰退,胆囊胆管的收缩减弱,容易使胆汁淤积,而导致其中的胆固醇或胆色素等成分淤积而形成结石。其次,中老年人体型发胖,体内脂肪代谢紊乱,造成胆汁内促成结石形成的物质增加,尤其是女性,由于女性体内的内分泌能够使女性体内的雌性激素得到改变,同时影响了女性体内的肝脏酶代谢,导致体内的肝细胞在进行胆汁分泌过程中,使得胆酸含量逐渐减少,而体内的胆固醇含量却不断的增加。并且,女性体内的雌激素能够影响胆囊的正常收缩功能,使得胆道内的胆汁在排出的过程中受到阻碍,形成胆汁淤积现象,从而引发了胆结石的形成,故而中年妇女是胆石症的高危人群。青年时期偶尔得胆石症的原因是胆道感染蛔虫等疾病留下的菌体虫卵或者是死虫的残体等发展成结石。

### 4. 哪些生活习惯易发生胆结石?

胆结石形成的原因很多,其中饮食和生活习惯尤为重要。

(1)经常不吃早餐者,由于空腹时间长,胆汁长期储存在胆囊内形成淤积,水分重吸收增加,过度浓缩,导致胆汁中的胆固醇在胆囊内沉积,逐渐形成结石。

(2)用餐以后吃零食的人:目前很多人喜欢吃完正餐以后,便坐在沙发上看电视吃零食,这种习惯往往增加了结石的形成。由于人长时间的坐姿使得整个身体呈蜷曲,增加了腹腔的压力,使得肠胃的蠕动功能受到一定的限制,导致胃里的食物无法正常消化以及胆汁无法正常排泄等。人类吃完饭以后便开始坐着,阻碍了胆汁酸的重要吸收,使得胆道中的胆汁酸以及胆固醇严重失衡,引发胆固醇下沉,形成胆结石。

(3)爱吃甜食者,过量的糖分也会刺激胰岛素分泌,使糖原和脂肪合成增加,同时胆固醇合成与积累也会增加,造成胆汁内胆固醇增加,导致胆结石。高脂肪饮食者过量食用脂肪食物使胆汁中的胆色素、胆固醇含量增加,并发生沉淀形成结石。

(4)长期素食者,结石的形成固然与脂肪过多、胆固醇过高有关,但更主要取决于胆固醇的溶解度,正常人胆固醇与胆盐、卵磷脂以一定的比例混合在胆汁中,当这一比例被破坏会形成胆结石。

(5)甲状腺功能低下,导致机体基础代谢率下降,消化功能减弱,胆囊的收缩功能也相应减弱,引起胆汁流出变化,滞留淤积和浓缩而析出沉淀,从而引起结石。

(6)肝炎患者,肝炎会引起肝细胞变性,从而不能产生健康的胆汁。

(7)患有高脂血症的人:造成这种病症发生的主要原因是因为患者血液中含有高量的胆固醇,增加了胆结石的形成机会。因此患有胆结石的患者在日常的生活饮食中需要进食少量的胆固醇食物。若患者本身便有高脂血症,那么需要根据医生的指导服用降脂类的相关药物,同时对日常的饮食进行控制,保证自己的血脂为正常的范围。

(8)另外,本病与遗传、吸烟、酗酒、服用麻醉品等有一定的关系,肥胖的人在减肥后又恢复原状,也是诱发胆石症的高危因素。

（申丽香　张红梅）

### 5. 得了胆结石和胆管结石,会有什么不舒服?

有一个102岁的老奶奶,本来身体挺好,突然就开始发热,家人以为感冒受凉就给老奶奶吃了感冒药和退热药,但效果不好,发热温度越来越高,老奶奶不吃饭,皮肤开始变黄,去医院看病检查结果显示:胆管结石。医生说再晚送医院出现感染性休克就不得了了。家属很迷茫,刚开始特别像受凉,怎么才能知道是得了胆管结石呢?

(1)胆结石和胆管结石后堵塞通道会导致胆管发炎,会引起疼痛、消化不良、饱胀感、厌油腻、吃了东西不消化。

(2)胆结石和胆管结石堵塞了胆管,结石卡在胆管上引起剧烈疼痛,体位改变疼痛会减轻或加重。

(3)胆结石和胆管结石堵塞胆汁流出,胆汁就会逆流吸收,导致皮肤和黏膜发黄,同时出现发热、腹痛。

### 6. 胆囊结石形成的原因有哪些?

胆囊结石是综合因素作用的结果,主要与胆汁中胆固醇过饱和、胆固醇成核过程异常及胆囊功能异常有关。这些因素引起胆汁的成分和理化性质发生变化,使胆汁中的胆固醇成过饱和状态,沉淀析出结晶而形成结石。胆囊结石是一种多因素导致的疾病,胆汁中成分的改变是致石基础,胆囊功能紊乱是致石的重要条件,促-抗成核动力学体系改变是致石的关键。

### 7. 什么是胆管结石? 胆管结石形成的原因是什么?

胆管结石是发生在肝内、外胆管的结石。肝外胆管结石分为继发性和原发性结石。继发性结石主要是胆囊结石排入胆总管内引起。原发性结石的成因与胆汁淤积、胆道感染、胆道异物、胆管解剖变异等因素有关。

## 8. 胆管结石的临床症状有哪些?

胆管结石有临床特有的三大症状。

(1)腹痛:发生在剑突下或右上腹,呈阵发性绞痛或持续性疼痛阵发性加剧。

(2)寒战、高热:体温可高达 39 ~ 40 ℃,呈弛张热。

(3)黄疸:胆管梗阻后胆红素反流入血所致。黄疸的程度取决于梗阻的程度、部位和是否继发感染。

## 9. 胆囊结石的疼痛表现有哪些特点?

胆囊结石早期疼痛不太明显,但是也有一定的特点可以初步断定是否是胆结石。

(1)右上腹或上腹部阵发性胆绞痛或持续性疼痛阵发性加剧,可向肩胛部或背部放射。常发生在饱餐,进食油腻食物或睡眠中体位改变时。

(2)上腹部隐痛,或者有饱胀不适、嗳气、呃逆等不适。

(3)若合并感染,右上腹可有明显压痛、反跳痛或肌紧张,胆囊炎反复发作时可出现黄疸症状。

## 10. 胆囊结石与胆管结石有何区别?

胆囊结石容易引起反复发作的胆囊炎。只要行胆囊切除术,疾病即可彻底治愈。而胆管结石容易造成胆系感染和急性胰腺炎,需要行胆管切开取石手术或者是经逆行胰胆管造影取出。

## 11. 胆管结石为什么引起黄疸?

当胆管发生结石的时候,胆总管非常小,完全性胆道梗阻或并发急性胰腺炎时,胆管就容易把胆管腔道堵塞,肝脏分泌的胆汁排不到胆囊或者排不到肠道,就导致胆管结石近段的胆管内压力升高,压力升高到一定程度后,胆管的胆汁就会反流到血液里,反流血液以后就出现血液的胆红素升高,表现为皮肤、眼睛发黄,呈黄疸进行性加重。

## 12. 胆结石为什么容易复发?

胆结石是一种常见病及多发病,术后复发病例并不少见,特别是保胆手术兴起后,复发性胆结石更为多见。胆囊里面有石头容易导致细菌感染,细菌感染就会造成急性发作,急性发作的时候需要进行抗感染处理,严重时需进行手术治疗。患者平时应注意个人卫生,饮食规律,遵医嘱用药,注意定期进行复查,以防反复发作。

## 13. 得了胆管结石,需要做哪些检查?

(1)B超:是首选检查方法,安全无创,方便准确,简单经济,可以作为初步检查。

(2)腹部CT:不受十二指肠气体干扰,B超对胆管下段结石看不清时,可以进一步查腹部CT。

(3)经内镜逆行胰胆管造影是目前最先进的检查和治疗技术,如果想进一步确诊或取石可以用ERCP。

(4)口服法胆囊造影术(OCG)没有优越性,目前已经基本被B超取代。

(5)经皮经肝胆管造影术(PTC)和经皮肝穿刺置管引流术(PTCD)可显示肝内外胆管,了解胆管内病变部位、范围,帮助鉴别黄疸。此方法是有创操作,在不能选择ERCP和外科手术时可以考虑PTCD。

## 14. 得了胆结石和胆管结石怎么办? 需要做手术吗?

102岁老奶奶住院做了电子胃镜微创手术后胆管结石治愈了。家属们学到了很多知识,知道得了胆管结石该怎么办了。

(1)饮食:为了减少胆汁分泌和排出,尽量减少脂肪和蛋白质摄入,必要时禁食。

(2)活动:减少活动量,卧床休息减少消耗。

(3)如果疼痛难忍或发热时需要尽快去医院治疗。①内科保守治疗:一般短期内不能进食,多用抗生素治疗,但是此治疗手段因无法解除胆道梗阻,且抗生素等药物难以进入胆道而效果欠佳。②外科手术治疗:手术麻醉风险高,创伤大,多不能耐受,死亡率也较高。③内镜治疗(最佳方案):近几年随着内镜技术的不断发展,新兴了一种内镜下取石的技术,这项技术就是ERCP,简单来说,就是将十二指肠镜通过鼻腔、胃、十二指肠到达胆管,取出结石。因其创伤小、疗效确切、并发症少、恢复快等特点,这项技术已经非常成熟,已几乎可完全代替传统的外科手术(图6-3,图6-4)。

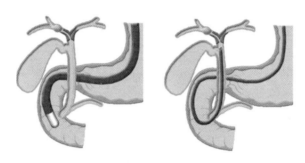

图6-3  ERCP操作图片

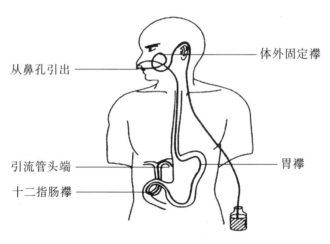

图6-4  鼻胆管留置和固定示意图

### 15.什么是经内镜逆行胰胆管造影?

经内镜逆行性胰胆管造影是指将十二指肠镜插至十二指肠降部,找到十二指肠乳头,由活检管道内插入造影导管至乳头开口部,注入造影剂后X

射线摄片,以显示胰胆管的技术。由于 ERCP 不用开刀,创伤小,手术时间短,并发症较外科手术少,住院时间也大大缩短,深受患者欢迎。在短短几十年中 ERCP 在临床上取得了巨大的成绩,已经成为当今胰胆疾病重要的治疗手段,简言之,是在纤维十二指肠镜直视下,通过十二指肠乳头将导管插入胆管和(或)胰管内进行造影,更适用于低位胆管梗阻的诊断。

胰胆管造影适用于胆道疾病伴黄疸,疑为胆源性胰腺炎、胆胰或壶腹部肿瘤、先天性胆胰异常。

### 16. 胆囊结石的治疗方法有哪些?

胆管结石以手术治疗为主,原则为尽量取尽结石,解除胆道梗阻,去除感染病灶,通畅引流胆汁,预防结石复发。

胆囊切除术是治疗胆囊结石的最佳选择。无症状的胆囊结石不需要积极手术治疗,可观察和随访。

### 17. 什么是腹腔镜胆囊切除术?

在腹腔镜的窥视下,通过腹壁的 3~4 个小戳孔,将腹腔镜手术器械插入腹腔镜行胆囊切除术。此方法技术成熟、应用广泛损伤小、疗效确切。

胆囊切除术的适应证有:①结石反复发作引起临床症状。②结石嵌顿于胆囊颈部或胆囊管。③慢性胆囊炎。④无症状,但结石已充满整个胆囊。

### 18. 什么是胆瘘?

(1)手术后胆汁没有完全从胆总管或胆肠吻合口流入肠腔,胆汁或含胆汁的液体持续从胆道破损处流入腹腔、腹膜后,或经引流管流到体外即为手术后胆瘘。发生初期因没有瘘管形成,称为胆漏。胆瘘多是发生在胆道的外科手术,胆囊或胆道外科手术时,术中细小损伤不容易发现,术后才发现腹腔里有胆汁外漏,腹腔引流管有胆汁出来。

(2)手术中打的钛夹或者放的 T 管移位,术后患者移动或者其他原因造成了钛夹脱落或 T 管移位,胆汁在腹腔造成胆瘘。

### 19. T 管拔出后如何识别胆汁外漏的现象?

患者若出现发热、腹胀和腹痛等腹膜炎表现,或腹腔引流液呈黄绿色胆汁样,常提示有胆瘘。

(1)每天更换瘘道口被胆汁浸润的敷料超过 3 次,持续 3 天以上,仍有胆汁外漏。

(2)1 ~ 3 天更换 1 次瘘道口敷料,持续 2 周以上,仍有胆汁外漏。

(3)瘘道口愈合良好,无胆汁外漏,持续 1 周以上,而瘘道下形成脓肿,脓肿切开后有胆汁外漏。

### 20. T 管周围皮肤该如何护理?

引流管口周围皮肤用无菌纱布覆盖,保持局部干燥,防止胆汁浸润皮肤引起炎症反应,并及时更换,严格执行无菌操作要求,将碘伏涂抹于引流管处,以消毒灭菌,如局部皮肤发生感染,可涂红霉素软膏。

### 21. 如何观察胆结石非手术患者的病情变化?

首先可以根据患者主述有无结石反复发作引起临床症状。还要根据病例,查看病史变化。B 超检查简单、快速、价格便宜,能及时判断结石与之前大小、多少的变化。

### 22. 胆结石和胆管结石非手术患者的饮食注意事项有哪些?

合理饮食,少量多餐,进食低脂、高维生素、富含膳食纤维饮食。少吃含脂肪多的食品,如花生、核桃、芝麻等。注意饮食卫生。

胆结石和胆管结石形成与饮食有很大的关系,得了胆结石和胆管结石的患者更应该注意饮食。

(1)不能拿零食当主食:不规律的饮食既打乱了胃肠道消化吸收功能,又影响胆囊的收缩和胆汁排出,胆汁黏稠度增加,易引发胆石症。

(2)不可偏爱甜食:爱吃糕点甜食、精米细面,不吃粗粮蔬菜,这就易使血液中胆固醇浓度增高,胆汁中的胆固醇浓度也随之上升,从而促发胆结石形成。甜食一定别过量,解解馋就好。

(3)再忙也要吃早餐:不吃早餐是胆结石"最有名"的诱因了。人在早晨空腹时,胆汁储存了一夜,胆固醇饱和度较高。如果正常吃早餐,胆囊收缩,使胆固醇随着胆汁排出。所以,一日三餐,按时吃饭!

(4)不要吃得太油,也不要吃得太素:长期高脂肪食物(动物油脂,如猪油、羊油、牛油等)、高胆固醇食物(奶油、蛋黄、动物内脏、鱼子和猪脑、羊脑等)容易使血脂过高。胆汁中的胆固醇浓度过于饱和,就容易析出胆固醇结晶,形成结石。长期低脂肪饮食会影响机体对营养的吸收,造成胆汁缺乏及营养不良,引起胆结石。

## 23.胆绞痛发作时如何减轻患者疼痛感?

非休克患者取半卧位,休克患者取中凹卧位。另外对诊断明确且剧烈疼痛者,可以用消炎利胆、解痉镇痛药物。禁用吗啡,以免引起 Oddi 括约肌痉挛。

## 24.病情危重时患者饮食注意事项有哪些?

禁食、不能经口进食或进食不足者,通过肠外营养途径补充。即从静脉内供给营养作为手术前后及危重患者的营养支持,目的是使患者在无法正常进食的情况下仍可以维持营养状况、体重增加和创伤愈合,幼儿可以继续生长、发育。

## 25.哪些食物容易形成胆囊结石与胆管结石?

(1)高胆固醇饮食:少吃或不吃动物内脏、蛋黄等胆固醇含量极高的食物。

(2)摄入糖类食物过多:少喝含糖饮料,少吃过甜饮食或精制的大米、面粉等,提倡低糖饮食。

(3)长期素食:提倡清淡饮食,并非完全素食,可摄入适量的瘦肉、鱼虾、禽类等食物。

(4)饮食习惯不合理:如习惯不吃早餐、暴饮暴食等可引起胆囊强烈收缩,诱发胆囊炎、胆绞痛。应保持良好的饮食习惯。

（5）喜食过酸的食物,如山楂、杨梅、苹果、醋等,可能会刺激十二指肠分泌胆囊收缩素,引起胆囊收缩,诱发胆绞痛。

（6）长期高能量饮食。

（7）高脂肪食物吃太多。

（8）长期吸烟、喝酒及食用辛辣刺激调味品。

### 26. 如何预防胆结石与胆管结石?

了解胆结石形成的各种原因,做好预防,减少疾病发生。

（1）防止肠道寄生虫感染:肠道寄生虫是胆系感染的原发病,它与胆管结石的形成有密切关系。平时应该养成良好的卫生习惯,饭前便后洗手,生吃瓜果要洗净,这样可以有效地预防肠道寄生虫感染。养成良好的卫生习惯也是很重要的。

（2）适当地进行体育锻炼,肥胖易导致代谢综合征,影响胆红素的代谢,从而生成结石。除了易得胆结石,肥胖还是患高血压、高血脂等的危险因素。建议坚持每天步行一万步或游泳半小时。

（3）养成爱喝水的好习惯。平时不太爱喝水,或者饮用含钙、镁离子较多的硬水,胆汁浓缩也容易生结石。每天应保证饮水 1 500 ~ 2 000 毫升（7~8 杯）以稀释胆汁。还可适量吃些米汤、稀粥等。

（4）一日三餐要有规律地进食,避免长时间空腹。不仅使胆汁在胆囊内浓缩,其中胆固醇和卵磷脂很容易形成大"泡",使胆汁黏稠度增加而形成胆泥。若有规律地进食,则能使黏稠的胆汁有规律地排空,不致淤滞停留,可有效地防止结石的形成及胆总管结石的出现。

（朱荣文　邢文霞　申丽香）

## （四）胆道蛔虫

胆道蛔虫病是一种常见的寄生虫病,主要是由于患者肠道内的蛔虫钻入胆道而引起,多发于儿童以及青少年、农民或孕妇。蛔虫是寄生在人体内最为常见的虫体之一,它虽然通常作祟于人的肠腔,但它还有一个癖性,就是嗜好钻孔,且喜碱恶酸。胆道蛔虫病主要发生于驱虫治疗的时候,由于服用了驱虫药,蛔虫在逃窜的情况下,有一部分会逆行上来找到胆管,然后钻进去,患者会有钻顶一样的疼痛感,下面我们就去了解一下胆道蛔虫病。

### 1. 胆道蛔虫病有哪些症状?（视频:胆道蛔虫病）

胆道蛔虫藏匿在狭小胆管内,造成梗阻,最可恨的是蛔虫蠕动一下就痛得要命!

胆道蛔虫病

（1）突然腹部钻顶样痛:当蛔虫生活的环境发生改变,如过饥、受寒、高热、腹泻、驱虫药使用不当时,它就会趁机"逆流而上",钻入人体的胆道。这时就会引起发作性的腹部剧烈绞痛,并成为外科中常见的急腹症之一。胆道蛔虫病之所以称为急腹症,一是因为它来势急骤,患者往往在毫无预感的情况下突然发生上腹"钻顶"样疼痛;二是疼痛剧烈,甚如锥刺刀绞,患者常抱腹屈膝,俯卧床上,辗转不安,面色苍白,大汗淋漓,呻吟不止。

（2）恶心、呕吐,可吐蛔虫。腹痛后不久,患者常会出现恶心、呕吐,严重者甚至可吐出胆汁及蛔虫。

（3）腹痛常是时作时休,虽然剧痛时难以忍受,但间歇期间患者又静如常人。

### 2. 胆道蛔虫病有哪些并发症?

肝脓肿:蛔虫钻入肝脏,破坏肝细胞和肝脏组织,导致肝脏感染液化。

胆漏:蛔虫无孔不入甚至还会"打洞",如果穿破胆道,胆汁流向腹腔会引起腹腔感染。

肺脓肿:蛔虫还会穿入肝静脉,进入肝脏后再钻入肺而破坏肺组织形成肺脓肿。

### 3. 肚子有蛔虫做哪些检查?

（1）抽血化验。

（2）粪便检查:发现虫卵。

（3）B超检查：可见蠕动的活虫体。

（4）ERCP能直接观察十二指肠乳头区附近有无蛔虫，还能在内镜直视下进行取虫治疗。

### 4.胆道蛔虫病有哪些治疗方法？

胆道蛔虫一般不会自行排出（如果自行排出也会痛死或穿孔），口服给药排虫效果差，同时因疼痛和穿孔的风险也不建议口服驱虫药。

一般是对患者进行药物治疗，常将西药与中医药结合，首先需要缓解患者的腹痛，并帮助患者排出体内的蛔虫，当然也可以在内镜直视下取出蛔虫。

患者还可以通过针灸治疗，常用的穴位有足三里、上脘、太冲、鸠尾、脐俞、内关等，在刺激相关的穴位之后，能够使患者的胆总管收缩，促使蛔虫排出，同时要注意饮食卫生，防治出现肠道感染。

患者发生胆道蛔虫病，要考虑胆囊内的蛔虫是否存活。一旦蛔虫死亡，必须通过手术尽快清除胆囊内蛔虫及其尸体碎片，解除胆道梗阻。

如果在非手术治疗后患者的症状并未得到缓解，则需要对胆总管进行探查，并引流胆汁，将体内的蛔虫排出，并要做好预防工作，防止复发。

### 5.如何防止蛔虫近身？

注意个人卫生及饮食卫生完全可以杜绝胆道蛔虫病的发生。

（1）养成好的卫生习惯，饭前便后洗手，胆道蛔虫病来源于肠道有蛔虫的患者，而肠蛔虫病是一种传染病，传染源是蛔虫患者或带虫者，感染性虫卵通过口腔吞入肠道感染。所以要把好传染源，切断传播途径。

（2）肠道有蛔虫的患者，在进行驱虫治疗时，用药剂量要足，以彻底杀死蛔虫，否则蛔虫轻度中毒而运动活跃，到处乱窜，极有可能钻入胆道而发生胆道蛔虫病。

（申丽香　邢文霞）

## （五）胆囊癌

### 1. 什么是胆囊癌?

胆囊癌指发生于胆囊的恶性肿瘤。胆囊癌较少见,却是最常见的胆道系统恶性肿瘤。胆囊癌病因尚不十分清楚,可能与下列因素有关。

(1)胆囊结石:胆囊结石不重视,小心拖成胆囊癌。胆囊癌与胆囊结石的存在有密切关系,胆结石越大胆囊癌的危险性越高。可能与胆结石的长期存在,慢性刺激造成胆囊上皮形态的改变有关。

(2)特殊类型胆囊病变:如胆囊腺肌增生、胆囊壁钙化(瓷胆囊)。慢性胆囊炎合并胆囊壁钙化者恶变率较高(15% ~60%)。

(3)原发性硬化性胆道感染、炎症性肠病、慢性伤寒感染等均可导致胆囊癌的发生。

(4)胆囊息肉:部分胆囊息肉可发生癌变。胆囊腺瘤样息肉,腺瘤直径大于1厘米,蒂短而粗者易恶变。

(5)其他:如胆汁淤积、胆酸代谢异常、遗传因素、性激素、X射线照射、胆汁内存在致癌因子等。

### 2. 胆囊癌有什么表现?

胆囊癌疾病早期没有明显感觉,随着疾病的发展可能会出现右上腹痛、腹胀、腹部包块、恶心、呕吐、消化不良、厌油腻等不适感。晚期胆囊癌患者,由于癌细胞侵犯到了胆管,会出现皮肤、黏膜变黄,伴皮肤瘙痒的症状。同时也会伴有不明原因的体重减轻或消瘦、乏力的表现。胆囊癌缺乏特异性的临床症状,合并胆囊结石者早期多表现为胆囊结石和胆囊炎症状。

(1)患者右上方腹部有疼痛感,因为原发性胆囊癌能够与胆结石并存,并且胆囊癌症状显现时产生的痛感与胆结石疾病痛感相似,因此会被患者误认为是胆结石,有一部分患者的腹部痛感会向右部肩膀处转移。

(2)消化异常,原发性胆囊癌发生时会对患者的饮食和消化产生影响,使患者产生食欲缺乏、恶心等感觉,久而久之导致患者身形消瘦,导致该种情况的原因是脂肪物质的不断积累进而导致胆囊功能被破坏。

(3)原发性胆囊癌的临床症状还包括发热等症状,但是该项临床症状发生率相对较低,患者受到微生物的侵袭,导致感染进而可使患者出现发热情况。

(4)原发性胆囊癌患者的右上腹部可出现肿块,癌症细胞不断发展促使肿瘤增大,并逐渐在体内各处蔓延。由上述症状可见原发性胆囊癌的早期诊断准确性较低,预后差,对患者疾病的治疗以及生存质量均产生严重的不良影响。

### 3. 胆囊癌手术前应做哪些检查?

(1)普通超声检查:是胆囊癌检查的首选方法,具有无创、无痛、可重复等优势,但具有一定的局限性,早期胆囊癌的检出率仅为23%。

(2)超声造影:可实时动态观察病灶血流特征,可有效提高对胆囊癌的诊断与鉴别诊断。

(3)多层螺旋 CT 检查:可以有助于提高胆囊癌的临床检查准确度。

(4)MRI:MRI 扫描技术不仅具备 CT 扫描技术的全部优点,同时 MRI 扫描检测后能够在影像中呈现出更加清晰的病灶。

### 4. 胆囊癌手术后该怎么吃饭?

胆囊癌手术后由于丧失胆囊功能而改变消化功能,因此要循序渐进的注意饮食结构调整。

(1)术后初期饮食:胆囊癌术后前几天需禁饮食,采用肠外营养支持并采取胃肠减压。给予静脉营养能有效改善患者的负氮平衡,促进蛋白质合成,减少胰液分泌,可促进吻合口及切口愈合,减少并发症的发生。患者排气及拔除胃管后可少量饮水,然后逐渐改为流食、少渣半流食、半流食和普通饮食,并采用少量多餐的方式。

(2)术后恢复期饮食:①低脂、高蛋白、易消化饮食,如奶、瘦肉、大豆等;②少量多餐、规律进食,有利于使机体形成良好的生理反射;③多吃新鲜蔬菜和水果,如西蓝花、紫甘蓝、菜花、卷心菜、海带、海藻、香菇等;④适当增加糖类的摄入,可有效缓解因胆囊切除而给肝脏带来的负担;⑤饮品选择清淡绿茶。

(3)饮食禁忌:①不吃或少吃脂肪含量较高的肥肉、油炸食品、动物内脏等,以免刺激肝脏分泌过多的胆汁,加重肝脏负担;②杜绝暴饮暴食,以免刺激胰液分泌过多,加重胰腺负担;③忌食辛辣刺激的食物、调味品、烈酒及浓茶、咖啡等;④忌食坚硬、不易消化的食物,以免食物残渣过于锐利,损伤消化道内壁,引发出血、感染等。

## 5. 胆囊癌手术后如何活动?

手术后患者早期下床活动,可以促进消化功能的早期恢复,增加肠蠕动,增进食欲,有利于营养的及时补充,增强抗病能力,还可预防术后深静脉血栓形成。快速康复术后早期下床活动是指术后 6 小时内床上活动,术后 6~24 小时后可下床活动。术后早期下床活动有利于血液循环,促进伤口愈合,预防下肢静脉血栓,促进肛门排气,促进胃肠功能的恢复。

活动方法:

(1)患者术后当天床上活动:麻醉清醒回病房术后 2 小时,生命体征稳定,每 2 小时翻身 1 次,每 2 小时深呼吸、有效咳嗽、四肢伸屈活动每 2 小时 1 次。

(2)术后第 1 天床边坐起及站立:协助患者站立,有不适立即停止,每天上午、中午、下午各 3 次。

(3)术后第 2 天床边行走:上午、中午、下午在患者坐起、站立基础上无不适协助患者床边行走 3 次。

(4)术后第 3 天走廊走:分别于上午、中午、下午在患者坐起、站立、床边行走无头晕、疲劳不适后协助患者行走到走廊 3 次。

## 6. 胆囊癌手术后身上的引流管怎么办?

胆囊手术后根据病情会有短时间或长期带有引流管,患者要自我管理好引流管,防止感染、脱管等发生。

(1)妥善固定:妥善固定引流管,防止折叠、牵拉引流管。加强引流管的固定,减轻患者在翻身活动时牵拉疼痛与刺激,降低意外拔管的发生,保证有效引流。穿柔软宽松衣服,避免提举重物或剧烈活动,防止引流管脱出。

(2)引流液观察:定期挤压引流管,保持引流通畅,严密观察引流液的量、性质和颜色。一般情况下,手术后当日可从肝周引流管引出血性液体100~300毫升,若血性液体增多,应警惕腹腔内出血。

(3)预防感染:长期带管者,定期更换引流袋,更换时严格无菌操作。引流管口周围皮肤以无菌纱布覆盖,保持局部干燥。平卧时引流管远端不可高于引流管口,坐位、站立或行走时不可高于腹部手术切口,以防反流感染。

### 7. 怎么预防胆囊癌?（视频:如何远离胆囊癌）

如何远离
胆囊癌

近年来,虽然医学技术不断进步,但胆囊癌的诊断、治疗手段并没有太大突破。所以为了预防胆囊癌的发生,一般来说对于胆囊癌的高危人群,我们要采取一些预防性的措施,需注意以下几点。

(1)要按时、及时吃早饭,长期不吃早饭会诱发胆囊炎,长此以往诱发胆囊癌。

(2)保持心情愉快,因巨大的心理压力也容易造成肿瘤。

(3)有胆囊息肉、胆囊结石的患者,特别是40岁以上女性,一定要定期检查或复查,及时发现胆囊癌变。

(邢文霞　朱荣文　王晶晶)

## (六)腹腔镜手术

### 1. 什么是腹腔镜手术?

腹腔镜手术就是利用腹腔镜及其相关器械进行的手术,使用冷光源提供照明,将腹腔镜镜头(直径3~10毫米)插入腹腔内,运用数字摄像技术使腹腔镜镜头拍摄到的图像通过光导纤维传导至后级信号处理系统,并且实时显示在专用监视器上,然后医生通过监视器屏幕上所显示患者器官不同角度的图像,对患者的病情进行分析判断,并且运用特殊的腹腔镜器械进行手术。

## 2. 与传统开腹手术相比腹腔镜手术有什么优点?

随着微创技术的快速发展,肝胆胰腺外科多数手术可以进行腹腔镜手术,我科腹腔镜手术多采用 2~4 孔操作法,其中一个开在人体的肚脐眼上,避免在患者腹腔部位留下长条状的伤瘢,恢复后,仅在腹腔部位留有 1~3 个 0.5~1 厘米的线状瘢痕,可以说是创面小、疼痛轻的手术,因此也有人称之为"钥匙孔"手术。由于创伤小,患者腹部没有长长的手术瘢痕,较传统开腹手术具有更佳的美学效果,更符合现代人爱美的需求,又由于是微创性手术,疼痛大大减轻,而且由于没有开腹,对身体的生理干扰小,术后恢复快,患者术后当天就能自己起床活动,术后 24~72 小时即可出院,具有损伤小、出血少、并发症发生低、患者住院时间短、恢复快等优点。

## 3. 腹腔镜手术术后会疼吗?

腹腔镜手术内部创面大于外部切口,早期疼痛主要以内脏痛或戳口疼痛为主要表现。由于术中打入腹腔内的二氧化碳产生的酸性物质会对膈神经、膈肌刺激。由于手术当中气腹的压力,患者的精神心理因素等原因,还可能会出现肩部酸痛。

## 4. 术后止疼方法有哪些?

切口疼痛尤其在术后 24 小时内最剧烈,术后第 2 天以肩尖处疼痛较明显,临床上可通过药物或非药物方式缓解疼痛。

(1)药物缓解:静脉自控镇痛泵是目前最常用的术后镇痛方法,它是由麻醉医生根据患者对疼痛耐受力及药物敏感性,精确计算药量,设定镇痛维持时间,借助电脑控制技术,将药量按规定浓度、时间匀速注入静脉,能维持有效血药浓度,允许患者根据自身疼痛感受在需要时自行按压进行自我镇痛。

(2)非药物缓解:①提高氧疗浓度及增加氧疗时间,术后给予 4~6 升/分钟高流量氧气吸入,维持血氧饱和度在 100%,能尽可能地排放腹腔内二氧化碳,减少术后肩部酸痛的发生。常规术后持续吸氧 4~6 小时,适当延长

6~8小时,可加速腹腔内二氧化碳的排出,预防或减轻肩部酸痛。②活动,减少术后腹胀也可以减少腹腔镜术后肩部酸痛的发生率。故应鼓励患者术后床上尽早翻身活动,术后4~6小时鼓励患者下床。③体位,全麻未清醒患者取去枕平卧位,清醒后患者可采取半卧位以缓解疼痛。④术后按摩,术后进行肩背部、季肋部按摩和深呼吸可以减轻腹腔镜术后肩部酸痛的发生,由枕骨下逐渐按捏至侧颈部、肩胛部,每次10分钟,每天3次,持续2~3天;全麻患者麻醉清醒后指导患者深慢呼吸每次3~5分钟,每天3次,持续2~3天。

### 5. 术后有什么办法可以帮助排气?

术后24小时后未排气者予以俯卧位,取头低脚高位,使患者臀部高于胸部,每次30分钟,每天2次,促进上腹部气体逐渐扩散至下腹部,并在臀部垫一小枕,促使腹部残留气体下移。

### 6. 腹腔镜手术术后活动应该注意什么?

患者手术后视情况帮助或指导患者用没有静脉输液的手进行握拳、松拳、肘关节屈伸、膝关节屈伸等活动,双下肢上抬以及下抬,双脚掌左右转圈等活动至少5~15分钟,以患者感觉不累为宜;协助翻身等轻度活动,并在翻身同时捂住伤口,每2小时重复上述活动。麻醉完全清醒后视情况而定,鼓励、协助患者6小时后下床活动;自动体位后可以取头低脚高位,有效促进腹部残留气体吸收,缓解腹胀。

### 7. 腹腔镜手术术后可以喝水吗? 饮食方面该注意些什么?

术后6小时患者可试饮水,无不适后可进食无渣、低脂流质饮食如米汤、面汤、果汁等,暂禁食牛奶、豆浆、甜食等,以免引起肠胀气。术后第1天增加粗纤维饮食,适当增加蔬菜、水果类,促进肛门早日排气。术后第2天,患者可进半流质食物,如米粥、汤面条、蒸蛋糕等。

### 8. 腹腔镜手术术后会携带引流管吗?

腹腔镜手术是否放置引流管需要主刀医生根据术中情况判断,如果腹腔镜手术难度小、过程顺利、创面无明显出血,例如腹腔镜胆囊切除术,可无须放置引流管。然而对于难度较大的手术,放置引流管有利于术后观察手术区域有无并发症,并可防止手术创面积液或积血导致的腹腔感染。腹腔镜引流管一般等到无引流液流出、无发热、无局部疼痛等时,由主管医师拔除。

### 9. 腹腔镜手术后出院还需要注意什么?

患者出院后应当注意以下几个方面内容。①患者应当保持适量的活动,避免高强度劳动或体育锻炼,同时也应避免长时间卧床。适量的活动有助于患者防止腹腔粘连,增加饮食的摄入量,减少静脉血栓的形成等。②患者饮食以易消化、少吃多餐为主,避免暴饮暴食,不吃辛辣刺激性或油腻性食物,禁止饮酒。③对于患者手术切口的护理,由于腹腔镜手术切口小,一般 5 毫米、10 毫米、12 毫米,切口愈合后一般无须特别护理,手术缝线拆除后 3～5 天就可温水洗澡,无须对切口进行消毒包扎。④若患者术后有特殊不适,一定要及时到医院就诊。

(孙兆菲　申丽香)

# 七、胰腺疾病护理

## （一）急、慢性胰腺炎

### 1. 什么是急性胰腺炎？（视频：什么是急性胰腺炎）

急性胰腺炎就是又急、又快、又重的胰腺发炎,是胰液分泌过多,胰腺自己分泌的胰酶把胰腺本身消化了。

什么是急
性胰腺炎

### 2. 急性胰腺炎有哪些症状？

急性胰腺炎发作时典型症状可以初步断定是否得了胰腺炎。

（1）腹痛:腹痛是急性胰腺炎的主要症状,常常于饱餐和饮酒后突然发作,腹痛剧烈,呈刺痛、钝痛或刀割样痛,多位于左上腹,向左肩及左腰背部放射。胆囊或胆管疾病引起的急性胰腺炎腹痛发作于右上腹,逐渐向左侧转移。当病变累及整个胰腺时,疼痛范围较宽并呈束带状向腰背部放射。"弯腰抱膝位"腹痛可稍缓解。极少数患者全无腹痛而突然休克或昏迷,表示病情危重,可能猝死。

（2）腹胀:常与腹痛同时存在。腹膜后炎症越严重,腹胀也越明显。腹腔积液时可加重腹胀。

（3）恶心、呕吐:往往早期即可出现,呕吐剧烈而频繁,呕吐后腹痛不缓解。

（4）发热:较轻的急性胰腺炎可不发热或仅有轻度发热,如果合并胆道感染时多伴有寒战、高热;出现胰腺坏死时,可有持续高热。持续高热时表示病情很危重。

（5）黄疸:轻型急性胰腺炎患者没有黄疸或出现轻度黄疸。胆囊或胆管疾病引起的胰腺炎有阻塞时可出现黄疸。

(6)低血压或休克：一般重症急性胰腺炎可能会出现休克的情况，此时病情非常凶险。

### 3. 为什么会得急性胰腺炎？

急性胰腺炎的发生有一定的诱发因素，具体如下。

(1)最常见的就是有胆道系统的病史，主要是胆石症、反复发作的胆囊炎，由于结石的移动，容易堵在胆总管或者十二指肠壶腹部，影响胰液的排出而继发梗阻，所以会诱发胰腺炎的发生。

(2)常年饮酒的患者，酗酒之后也会导致急性胰腺炎的出现。暴饮暴食，进食大量高脂肪、油炸的食品，尤其是饱餐之后，均可能诱发急性胰腺炎的发作。

### 4. 腹痛都是急性胰腺炎吗？

腹痛是急性胰腺炎的主要症状，但并不是所有的腹痛都是急性胰腺炎。很多消化道的疾病都有腹痛的表现，但不同的疾病引起的腹痛具有一定的差异，比如疼痛的部位、性质、诱发因素、一些辅助检查的指标等均有所不同（表7-1）。

表7-1　不同的疾病引起腹痛的差异

| 疾病 | 病史或诱因 | 腹痛特点 | 伴随症状 |
|---|---|---|---|
| 急性胃肠炎 | 常有暴饮暴食或不洁饮食史 | 逐渐加重的上腹部疼痛或脐周阵发性绞痛 | 呕吐，腹泻较为频繁，常为水样便 |
| 急性菌痢及阿米巴痢疾 | 不洁饮食或痢疾接触史 | 痢疾常引起左下腹痛，阿米巴痢疾常导致右下腹痛 | 菌痢：发热，脓血便及里急后重感阿米巴痢疾：暗红色果酱样大便，腐败腥臭 |
| 阑尾炎 | — | 转移性右下腹痛，逐渐加重 | 体温略升、恶心、呕吐 |

续表 7-1　不同的疾病引起腹痛的差异

| 疾病 | 病史或诱因 | 腹痛特点 | 伴随症状 |
|---|---|---|---|
| 急性胆囊炎、急性胆道感染、胆石症 | 多在饱餐或进食油腻后发作,多见于中年女性 | 持续性右上腹痛,向右肩背部发射 | 寒战、发热、黄疸、毒血症 |
| 胆道蛔虫病 | 有吐蛔虫史 | 剑突下剧烈钻顶样疼痛,辗转不安,间歇性隐痛或不痛 | 恶心、呕吐、发热、黄疸,有时可吐出蛔虫 |
| 急性胰腺炎 | 胆道疾病史、暴饮暴食、饮酒史 | 突发中上腹或偏左剧烈疼痛,可向后背部放射 | 恶心、呕吐、发热、腹胀 |
| 腹型过敏性紫癜 | 变应原刺激 | 脐周或下腹部突然发作性腹部绞痛 | 皮肤紫癜、恶心、呕吐 |
| 胃、十二指肠穿孔 | 中青年多见 | 先中上腹痛后扩散至全腹,剧烈疼痛呈刀割样 | 恶心、呕吐,重者可有休克 |
| 粘连性肠梗阻 | 曾有腹部手术或腹膜炎史 | 脐周或全腹阵发性绞痛 | 恶心、呕吐、腹胀,停止排气、排便 |
| 肾输尿管结石 | 过去可能有反复发作史 | 一侧腹部或腰部剧烈阵发性绞痛,向腹股沟或外生殖器放射 | 腰痛、恶心、呕吐,尿频、尿急等 |
| 急性肠系膜动脉栓塞 | 动脉硬化或心脏瓣膜病、心房颤动史、中老年多见 | 腹部剧烈持续性疼痛、阵发加剧 | 呕吐频繁,可有休克 |
| 肝、脾肠系膜破裂 | 腹部暴力压迫或挫伤 | 全腹疼痛 | 失血性休克 |
| 外伤性空腔脏器破裂 | 腹部暴力压迫或挫伤 | 先局限后扩散至全腹,开始为锐痛,后呈持续性痛 | 恶心、呕吐、发热及休克 |

上腹、左上腹疼痛,放射至背部胸部或两侧,血液检查示血淀粉酶比正常值高 3 倍,B 超、CT 或磁共振等检查提示有胰腺炎表现,就可以确诊为急性胰腺炎了。建议腹痛时一定要到医院检查,只有经过仔细采集病史、体格检查、抽血化验和影像学检查后,临床医生判断腹痛原因才能采取准确有效的治疗。

### 5. 什么是重症胰腺炎?

由于炎症波及全身,可有其他脏器如小肠、肺、肝、肾等脏器的炎症病理改变,甚至脏器衰竭,同时由于胰腺大量炎症的渗出,常常伴有胸水、腹水等,出现以上症状就称为重症急性胰腺炎。

重症急性胰腺炎,局部并发症有胰腺脓肿和假性囊肿,全身并发症常在病后数天出现,如急性肾衰竭、急性呼吸窘迫综合征、心力衰竭、消化道出血、肝性脑病、弥散性血管内凝血、肺炎败血症、高血糖等,病死率极高。

少数患者由于胰酶或坏死组织液沿腹膜后间隙渗到腹壁下,可有胰腺囊肿或假性囊肿形成,上腹部可扪及肿块。

重症急性胰腺炎患者多有腹肌紧张,全腹显著压痛和反跳痛,伴麻痹性肠梗阻时有明显腹胀,肠鸣音减弱或消失,可出现移动性浊音,腹水多呈血性。

### 6. 急性胰腺炎要做哪些检查?

诊断急性胰腺炎的重要标志:淀粉酶、脂肪酶。

反应重症胰腺炎的重要标志:血常规、肝功能、肾功能。

胰腺形态:腹部超声、腹部 CT。

### 7. 为什么急性胰腺炎要检查淀粉酶?

血清淀粉酶一般在起病后 6～12 小时开始升高,48 小时后开始下降,持续 3～5 天,血清淀粉酶超过正常值 3 倍即可诊断本病。但淀粉酶的高低不一定反映病情轻重,出血坏死型胰腺炎血清淀粉酶值可正常或低于正常。尿淀粉酶升高较晚,常在发病后 12～14 小时开始升高,持续 1～2 周,逐渐恢复正常,但尿淀粉酶受患者尿量的影响。

### 8. 得了急性胰腺炎怎么办?(视频:得了急性胰腺炎怎么办)

得了急性
胰腺炎怎
么办

治疗急性胰腺炎最重要的是早期治疗和控制病情发展。

(1)急性胰腺炎的初期治疗会影响疾病后续的进程及住院时长,如果明确诊断为胰腺炎,应及时就医。

(2)禁食水、禁止饮酒和一切含酒精的饮料。如需要保证充足的水分可以静脉补液。

(3)减少活动,减轻工作负担,保证充足睡眠,必要时停止一切工作和活动,安静休息。

(4)保持平和安静的心态,虽然胰腺炎治愈需要过程,但有良好的心态、做好自我管理、积极配合治疗,一定会提前治愈。

### 9. 急性胰腺炎止痛药物为什么不能用吗啡?

急性胰腺炎严重腹痛者,可肌内注射哌替啶止痛,每次 50 ~ 100 毫克,由于吗啡可增加 Oddi 括约肌压力,胆碱能受体拮抗剂如阿托品可诱发或加重肠麻痹,故均不宜使用。

### 10. 芒硝外敷对于急性胰腺炎的治疗有什么作用?

芒硝敷于腹部数小时后凝成结晶块,说明其有吸附腹部水分的作用,可使肿胀的腹壁及肠管得以消肿。芒硝配生大黄不仅具有排菌作用,还具有清除肠道内氧自由基、炎症因子等有害物质,以及促进肠蠕动、增加肠黏膜血流量,防止肠内致病菌过度增殖和黏附、松弛 Oddi 括约肌等作用,故有利于胰腺炎和胰周器官早期修复。

### 11. 哪些方法有助于缓解腹痛?

胰腺炎的患者最主要、最持久的体征就是腹痛、腹胀。

(1)患者应绝对卧床休息,以降低基础代谢率,增加脏器血流量,促进组织修复和体力恢复。协助患者取屈膝侧卧位以减轻疼痛。

（2）多数患者需禁食、禁饮 1 ~ 3 天。明显腹胀者，需行胃肠减压，以减少胰液分泌，从而减轻腹痛和腹胀。

（3）腹痛剧烈者，可遵医嘱给予哌替啶等止痛药，禁用吗啡以防引起 Oddi 括约肌痉挛，加重腹痛。

## 12. 患者胃肠减压时的注意事项有哪些？

胰腺炎患者禁食期间为了减少胃液进入肠道而进行胃肠减压术。

（1）胃肠减压期间应禁食、禁饮，适当补液，加强营养，维持水、电解质的平衡。

（2）妥善固定：胃管固定要牢固，防止移位或脱出。翻身或活动前一定先妥善安置好胃管再活动。

（3）保持胃管通畅：维持有效负压，每隔 2 小时用生理盐水 10 ~ 20 毫升冲洗胃管一次，以保持管腔通畅。

（4）观察引流液颜色、性状和量，并记录 24 小时引流液总量。观察胃液颜色，判断胃内有无出血情况，一般胃肠手术后 24 小时内，胃液多呈暗红色，2 ~ 3 天后逐渐减少。若有鲜红色液体吸出，说明术后有出血，应停止胃肠减压，并通知医生。

（5）引流装置每日应更换一次。

（6）加强口腔护理：预防口腔感染和呼吸道感染，必要时给予雾化吸入，以保持口腔和呼吸道的湿润及通畅。

（7）拔管：拔胃管时，先将吸引装置与胃管分离，捏紧胃管末端，嘱患者吸气并屏气，迅速拔出，以减少刺激，防止患者误吸。擦净鼻孔及面部胶布痕迹，妥善处理胃肠减压装置。

## 13. 治疗期间禁食、禁饮的注意事项有哪些？

急性胰腺炎患者多数需禁食 1 ~ 3 天，对于轻症急性胰腺炎患者，在短期禁食期间，可通过静脉补液提供能量即可。重症急性胰腺炎时需延长禁食时间，肠蠕动尚未恢复前，应先给予肠外营养，并根据血电解质水平补充钠、钾、氯、钙、镁、磷,注意补充水溶性和脂溶性维生素,采用全营养混合液方式输入。当病情缓解时,应尽早过渡到肠内营养。恢复饮食应从少量无脂低蛋白饮食开始逐渐增加食量和蛋白质,直至恢复正常饮食。

## 14. 如何预防急性胰腺炎的发生与再发?

工作压力大,有慢性胰腺炎病史的患者,一定要注意预防急性胰腺炎的发作。

了解本病的主要诱发因素(胆石、胆道感染、蛔虫、酗酒、暴饮暴食、胰管阻塞、手术、创伤药物等)和疾病的过程,积极治疗胆道疾病,注意防止胆道蛔虫。

(1)要少饮酒,不要追求精神刺激而一醉方休。有慢性胰腺炎病史的人禁止饮酒。

(2)饮食要有节制,三餐做到定时定量,一定要避免饥饱不均。不要暴饮暴食,不要进食高脂的食物以及油炸、腌制、烟熏的食物。因为长期的暴饮暴食会使血脂升高,血脂升高也是胰腺炎发作的原因;暴饮暴食及酗酒会引起胰液一次性大量分泌,从而容易引起胰管的梗阻,形成胰腺的损伤。

(3)要积极治疗容易诱发急性胰腺炎的其他疾病,比如胆道疾病等。

(4)要保持健康乐观的心情,坚持运动,增强体质,要注意劳逸结合,才会远离急性胰腺炎,远离疾病。

(袁利娜 段晓娟 申丽香)

## 15. 急性胰腺炎是否容易反复发作?

胰腺炎很容易反复发作,而且病情一般比前一次危重。患有胆结石或者是反复发作胆囊炎的患者,很容易导致胰腺炎的反复发作。另外,反复发作与患者的饮食因素也有很大关系,很多人的饮食结构不合理,特别是在节日聚会的时候,暴饮暴食、大量饮酒的情况很多,这种情况就会导致胰腺炎的复发,应该要引起足够的重视。

### 16. 什么是慢性胰腺炎?（视频:慢性胰腺炎）

慢性胰腺炎是指由于各种不同原因所致的胰腺局部节段性、弥漫性的慢性进展性炎症,是胰腺组织和胰腺功能不可逆的损害,一般多见反复发作性和持续性腹痛、拉肚子或脂肪泄、消瘦、黄疸、腹部包块和糖尿病等。慢性胰腺炎没有规律性地分布于世界每个国家。

慢性胰腺炎

### 17. 哪些人容易得慢性胰腺炎? 慢性胰腺炎常见的病因有哪些?

(1)慢性胆道疾病的人会得胰腺炎:胆汁排出的通道和胰液排出的通道特别近,而且在出口前有一段共用通道,当胆管发炎时就会涉及胰腺。慢性胆道疾病的人胰腺炎发病率较高。因此慢性胆道炎症一定要及时治疗。

(2)暴饮暴食的人易得胰腺炎:胰腺分泌的胰液是按照进食的量和性质决定分泌多少。但胰腺也有作息时间,如果暴饮暴食就会让胰腺"过劳",出现水肿就成了胰腺炎。

(3)长期喝酒的人易得胰腺炎:喝进肚子的酒80%都会经过肝脏代谢,同时还需要大量的胰液帮助代谢。长期饮酒会造成肝脏"过劳",胰腺"过劳",很多的人在生活中的应酬都非常多,一定不要长期喝酒,更加不要酗酒。

以上都是慢性胰腺炎常见的病因,如果得了胰腺炎一定要及时去医院进行治疗,并且在生活中我们需要学会如何预防胰腺炎。

### 18. 为什么长期大量饮酒的人会得慢性胰腺炎?

酒精会刺激胰腺的分泌,使胰液里的蛋白质的含量增加,形成一些小蛋白颗粒阻塞胰管,最终导致胰腺的构造发生变化。每日饮酒大于150克易致发病,其实每日饮酒75～100克已经对胰腺有损伤了。

### 19. 慢性胰腺炎与急性胰腺炎有什么不同?

急性胰腺炎指的是胰酶早期对自己的自身消化,是一个化学性反应引起的损伤。而慢性胰腺炎是因为胰腺组织纤维化,胰腺的腺体缩小或消失,导致胰腺减少甚至不能分泌胰液。所以发病机制是不同的,在表现上急性胰腺炎的表现更严重一点,就是急性的腹痛,而慢性胰腺炎的表现经常是慢性的腹痛,还有一些消化不良、血糖的改变等,慢性胰腺炎急性发作时在表现上与急性胰腺炎相似。

## 20. 如何应对慢性胰腺炎?

(1)慢性胰腺炎患者应戒酒、戒烟,限茶、限咖啡、避免辛辣及过量饮食,保证热量,进食低脂饮食,如蔬菜、水果、粗粮等,避免高脂肪含量的食物,可补充脂溶性维生素及微量元素,有糖尿病的患者按糖尿病饮食进食,营养不良者和病情严重者及时到医院就诊(表7-2)。

表7-2 慢性胰腺炎饮食注意

| 种类 | 可选 | 慎选 |
| --- | --- | --- |
| 奶蛋类 | 脱脂奶、脱脂酸奶、鸡蛋白 | 全脂奶、奶酪、黄油、奶油、蛋黄 |
| 豆类及其制品 | 豆浆、豆腐、豆干 | 油炸豆腐 |
| 鱼类 | 鱼肉 | |
| 禽畜类 | 去皮鸡胸肉、田鸡肉、兔肉、牛里脊、瘦肉 | 五花肉、腊肉、腊肠、内脏 |
| 点心类 | 中式蒸包类 | 起酥类、油条、西式糕点 |
| 油脂类 | 中链三酰甘油、富含多不饱和脂肪酸的植物油 | 动物油 |

(2)日常生活中锻炼身体是必不可少的,因为锻炼身体可以增强身体体质和自身免疫力,预防因体质差而感冒和长期感冒发热等,锻炼身体一般以散步、慢跑、打太极拳、跳广场舞、骑自行车运动为主,避免过累、大强度、瞬间爆发力,每个人可根据自己的身体实际情况具体锻炼,做到持之以恒,养成良好的习惯。

(3)保持良好的心态,心态好了、小病跑了,日常生活中不要郁闷、生气、疑心,要经常听听音乐,在外面走走、散散心,因为心情好一切都好,长期良好的心态是身体健康的基本保证。

（4）平时多注意休息，充分的睡眠可以为胰腺带来充分的休息，生活中每天睡眠时间应不低于 8 小时，尽量不要熬夜和避免长期熬夜，不要长期久坐。

### 21. 胰腺炎治疗期间为什么要监测血糖？

胰的内分泌结构为散在于胰腺组织中的胰岛，胰岛中的重要细胞有 A 细胞和 B 细胞，A 细胞的功能是分泌胰高血糖素，主要作用是促进糖原分解和葡萄糖异生，使血糖升高；B 细胞的作用是使全身各种组织加速摄取储存和利用葡萄糖，促使糖原合成抑制葡萄糖异生使血糖降低。当急性胰腺炎发作时，会破坏一部分胰岛细胞而导致胰岛功能异常，引起血糖升高或血糖降低。所以急性胰腺炎治疗期间，一定要严密监测血糖变化。

### 22. 胰腺炎治疗期间为什么要大量输液？

大量补液目的是迅速纠正组织缺氧，也是维持血容量及水、电解质平衡的重要措施。如果心功能允许，在最初的 48 小时，静脉补液量及速度为每小时 200～250 毫升，使尿量维持在每小时不小于 0.5 毫升/千克。补液不充分是急性胰腺炎转变成重症胰腺炎的原因之一。

### 23. 胰腺炎治疗时为什么要持续泵生长抑素？

天然生长抑素由胃肠黏膜 D 细胞合成，可以抑制胰泌素和缩胆囊素刺激及胰液基础分泌，当急性胰腺炎发作时，循环中生长抑素水平显著降低，这时候应予以外源性补充生长抑素或奥曲肽等。为保证人体内生长抑素持续量稳定，临床一般采用微量泵持续泵入。

### 24. 胰腺炎患者的饮食应注意什么？（视频：胰腺炎患者的饮食）

胰腺炎患者的饮食

慢性胰腺炎在饮食和生活上稍不注意就会导致疾病急性发作。

（1）禁酒：大量饮酒，暴饮暴食，均可导致胰液分泌增加，并刺激 Oddi 括约肌痉挛导致十二指肠大乳头水肿,使胰管内压增高,胰液排出受阻,引起急性胰腺炎。慢性嗜酒有胰液蛋白沉淀,形成蛋白栓堵塞胰管,致胰液排泄障碍。

(2)禁食动物内脏及高脂肪食物:短时间内大量摄入脂肪类食物(猪肝、红烧肉、羊肉串等)导致胰液分泌紊乱,破坏自身防御机制,引发胰腺炎。应养成规律进食的习惯,避免暴饮暴食。

(3)忌过饱饮食:过饱饮食后胃酸和胆汁分泌增加,易使胆汁或十二指肠液反流入胰管,破坏其生存的内在环境平衡。此时,大量的胰腺消化酶原转化为具有生物活性的酶,导致胰腺自身消化发生病理生理改变,即产生胰腺炎症反应。患者应避免食入易产气引起腹胀的食物,如土豆、萝卜、豆类、碳酸饮料等。

(4)禁不洁饮食:胆石、感染、蛔虫等均会增加胰腺炎的发生率。患者在日常生活中应饮用煮开过的水或经过消毒处理过的水;生熟食物应分开处理;不吃不洁或半生的食物;烹调食物前、饭前都要洗手等。

(5)患者病情稳定后应指导患者及家属掌握饮食卫生知识。患者平时应养成规律进食的习惯,避免暴饮暴食。腹痛缓解后应从少量低脂、低糖饮食逐渐恢复到正常饮食,应避免刺激强、产气多、高脂肪和高蛋白食物,戒除烟酒,防止复发。

## (二)胰腺内分泌瘤

### 1. 胰腺内分泌肿瘤有哪些?

胰腺内分泌肿瘤可分为功能性和无功能性两大类。

目前已知的功能性内分泌瘤有胰岛素瘤、胃泌素瘤、生长抑素瘤、血管活性常态瘤、胰高糖素瘤、多肽瘤、生长激素释放因子瘤、神经降压素瘤等。

这些功能性的胰腺内分泌瘤形态上有很多共同点,但分泌的物质功能各不相同,所以形成了临床上具有各种特色的综合征。

### 2. 什么是胰岛素瘤?

胰岛素瘤又称胰岛 B 细胞瘤,是一种以大量分泌胰岛素而引起发作性低血糖症的一个疾病，是低血糖症中一个比较常见的病因。临床表现多表现为低血糖发作的一些相关的症状，比如发作的时候有全身乏力、大汗淋漓、手足震颤、心慌、明显饥饿感、面色苍白、恶心、呕吐，甚至低血糖发作比较严重的时候会有精神失常、意识丧失和抽搐，是最常见的胰腺内分泌肿瘤。

### 3. 胰腺内分泌肿瘤临床表现有哪些？什么是 Whipple 三联征？

胰岛细胞瘤导致胰岛素分泌异常，不能调节血糖浓度而造成低血糖症状，表现如下。①皮肤：心悸冷汗，发抖，饥饿无力，四肢发凉。②生命体征：心率增加，血压轻度升高。③精神：头晕、视物模糊，焦虑烦躁，甚至精神恍惚，反应迟钝，严重时昏迷惊厥等。④癫痫：发作时意识丧失、牙关紧闭、四肢抽搐、大小便失禁。

Whipple 三联征：①自发性周期性发作低血糖症状、昏迷及其他精神神经症状，每天空腹或劳动后发作。②发作时血糖低于 2.78 毫摩尔/升。③口服或静脉注射葡萄糖后症状可立即消失。

### 4. 得了胰腺内分泌肿瘤怎么办？

胰腺内分泌肿瘤的治疗原则是根据不同的激素分泌特征、不同的临床表现，予以切除为主的术前、术后的综合治疗。手术方式应根据肿瘤部位、数目而定，大致分为肿瘤局部切除、胰体胰尾切除、合并脾切除、大部分胰腺切除等。

### 5. 得了胰腺内分泌肿瘤应做那些检查？

胰腺内分泌瘤临床不多见，唯一有效的治疗就是手术切除。肿瘤准确定位是手术成功的关键。

（1）B 超检查：检查时表现为胰腺尾部低回声。优点是安全、经济，缺点是只有较大肿瘤才能发现。是初选和首选的检查方法。

（2）增强 CT 检查：检查的阳性率比 B 超高，特别是小于 1 cm 的肿瘤可以选择。

（3）磁共振成像：快速成像技术和脂肪抑制技术可提高磁共振检查的准确率。

（4）选择性动脉造影检查：因胰岛素瘤大多是血运丰富的肿瘤。因此动脉造影的诊断更加准确，缺点是有创。对已经做过剖腹探查或血管正常行径发生改变的，不建议做造影检查。

（5）术中超声检查：术中超声检查简单、方便、无创，能有效发现术中不能触及的肿瘤及多发肿瘤，并可清晰地显示肿瘤的大小、位置、数目。建议术中联合应用。

### 6.胰腺内分泌肿瘤可以预防吗?

目前国内外没有相关预防的报道。建议人们规律饮食、合理膳食，生活作息规律，避免诱发。已经诊断的患者需随身备好食物及糖果、糖水等。一旦发生早期症状，应及时到医院就诊。少数不能手术的患者需要长期服用抑制胰岛素分泌的药物，同时增加进餐次数、多吃糖类来缓解低血糖症状。恶性肿瘤患者需长期服用抗细胞生长药物并对症治疗。

### 7.胰岛素瘤手术后需要注意什么?

①术后5天内每日测定血糖和尿糖，部分患者可出现术后高血糖，且有尿糖，可通过调节葡萄糖注射液的输入量和速度控制。少数需要胰岛素控制。一般可在15～20天以内下降。②部分患者在肿瘤切除术后肿瘤再生。③术后常见并发症有胰瘘、胰腺假性囊肿、术后胰腺炎、膈下感染等。发生并发症要及时对症治疗。

### 8.什么是胃泌素瘤? 这个瘤长在胰腺吗?

胃泌素瘤原名卓艾综合征，以高胃酸分泌，临床上以难治、多发、反复发作的消化性溃疡为特征的综合征，它主要发生在胰腺，以及胆囊与十二指肠连接处的胃泌素瘤三角区。

### 9.胃泌素瘤有什么临床表现?

胃泌素瘤是由于胃泌素强烈而持续刺激胃黏膜，使胃酸和胃蛋白酶大量分泌所致。得了胃泌素瘤的表现有消化性溃疡、腹泻,多发内分泌腺瘤综合征。主要表现如下。

(1)腹痛:是由消化性溃疡所致。溃疡多发于十二指肠球部和胃窦小弯。少数发生在食管下段、球后十二指肠及空肠。单个或多个呈现。

(2)腹泻:部分患者呈大量的水样脂肪泻,每日 10~30 次,总量可达 2 500~10 000 毫升,严重时造成水和电解质紊乱、低钾血症、代谢性酸中毒。造成腹泻的原因如下。①由于胃液大量进入肠腔,容量增加刺激肠蠕动。同时胃泌素减少肠黏膜对水和电解质的吸收。②胃酸导致肠黏膜受损使脂肪吸收障碍。

(3)并发其他内分泌瘤:少数患者并发其他内分泌瘤,表现为甲状旁腺功能亢进、消化性溃疡、低血糖、嫌色细胞瘤、肢端肥大症、腹泻、脂肪泻、库欣综合征和甲状腺功能亢进。

## 10. 得了胃泌素瘤怎么办?

得了胃泌素瘤,首选还是要手术治疗。

(1)肿瘤切除:一旦胃泌素瘤切除,胃酸和血清胃泌素将迅速恢复正常,则疾病就得到治愈。恶性的胃泌素瘤其恶性程度较低,生长比较缓慢、尽管肿瘤较大或已经伴有别处转移,患者仍能正常生活许多年。

(2)全胃切除:由于全胃切除术后内因子缺乏及消化障碍,易造成营养不良、缺钙、贫血等症状。术后应对症长期口服药物。因此,临床非万不得已不建议全胃切除术。

(3)高选择性胃迷走神经切断术:可明显减少胃酸分泌。

(4)切除其他内分泌瘤:伴有其他内分泌肿瘤的患者建议先切除再行腹部手术。术后可以有效减轻腹泻、消化性溃疡症状。同时胃酸和血清胃泌素水平也下降或至正常。

(5)同时饮食上要注意,减少酸性食物。可以长期服用抑制胃酸药物,同时减少甜食以及高蛋白食物,多食碱性食物,少食多餐。腹痛及大便隐血阳性的患者应及时到医院就诊。长期消化道溃疡者应及时治疗,避免引起消化道肿瘤。

胃泌素瘤少见,但并不罕见,恶性程度也很低,如果能早期发现可以治愈。

非手术治疗:①抑酸药物应用。②化疗药物应用。

(申丽香)

## (三)胰腺囊肿

### 1. 胰腺先天性囊肿是什么? 有什么特征?

胰腺先天性囊肿是胰腺真囊肿,分多发和单发。多发囊肿患者常常伴有其他多脏器的先天性畸形,由于畸形比较严重,患者无法存活。单发囊肿多见于 2 岁以内的儿童。主要特征是可以肉眼看到或摸到患者明显腹部包块。患者出现腹痛、消化系统症状、胰腺分泌功能障碍。

### 2. 得了胰腺囊肿怎么办?

一旦确诊是胰腺囊肿,应及时做手术治疗。胰腺囊肿术后患者应注意胰腺相关疾病:胰腺出血、感染、胰瘘;脾胃肠损伤、糖尿病及消化功能障碍。注意低盐、低脂、低糖饮食。每餐不宜过饱。普通的胰腺囊肿没有任何临床症状的,可遵循 5 年 3 次的随访计划:5 年中行 3 次核磁共振检查,如果 5 年中囊肿没有任何变化,就意味着癌变率极低。

### 3. 什么是胰腺假性囊肿?

胰腺假性囊肿多继发于急慢性胰腺炎和胰腺损伤,由血液、胰液外渗以及胰腺自身消化导致局部组织坏死崩解物等的聚积,不能吸收而形成,囊内无胰腺上皮层衬垫,因此称为胰腺假性囊肿。胰腺假性囊肿也可由肿瘤和寄生虫引起。

### 4. 胰腺假性囊肿特征是什么?

在急性胰腺炎发作的 6 周以内形成。有上腹部胀痛和压痛、肿块腹胀、胃肠道功能障碍、发热、消瘦、腰背部疼痛、脂肪消化功能障碍、出血等症状。

### 5. 得了胰腺假性囊肿怎么办?

胰腺假性囊肿发生时应该是急性胰腺炎住院期间的病情发展。最好的处理方法是内镜超声引导下胰腺假性囊肿引流术。在内镜超声引导下,可以选择最佳的部位对胰腺假性囊肿进行穿刺,并在消化道和假性囊肿之间放置引流支架或导管,这种方法不仅疗效显著,而且创伤小、并发症少。同时患者此时饮食是禁食状态需肠外营养。

## (四)胰腺癌

胰腺癌是常见的胰腺肿瘤,恶性程度极高,近年来,发病率在国内外均呈明显的上升趋势。胰腺癌半数以上位于胰头,约90%是起源于腺管上皮的管癌。早期可无明显的身体表现,一旦出现黄的表现(全身皮肤发黄、巩膜发黄、尿黄)或腹痛已至中晚期,治疗效果较差。因此凡中年以上有上腹不明原因隐痛或胀闷感连及"后心"部,体重减轻或消化功能紊乱者,一定要警惕本病的发生。

### 1. 什么是胰腺占位?

胰腺占位是指胰腺有不明性质的结节样病灶,统称胰腺占位。胰腺占位性病变,有恶性与良性疾病。良性如胰腺实性假乳头状瘤、胰岛细胞瘤、胰腺假性囊肿、胰腺真性囊肿。胰腺恶性肿瘤常见有胰腺癌、胰腺囊腺癌。根据胰腺的占位性病变的形态可将其分为实性占位、囊性占位及囊实性占位三大类。

胰腺癌被称作"癌症之王",可怕在于:最难发现,85%患者发现时已属晚期;扩散最快,大多数患者在确诊后生存期不超过 6 个月;最致命的是:1 年生存率8% ,5 年生存率3%。胰腺癌85%患者发现时已属晚期,目前的医疗技术治疗效果比其他癌症差。

(孙兆菲)

### 2. 胰腺癌的发病原因是什么?

胰腺癌的病因尚不十分清楚。其发生与吸烟、饮酒、高脂肪和高蛋白饮食、过量饮用咖啡、环境污染及遗传因素有关;近年来的调查报告发现糖尿患者群中胰腺癌的发病率明显高于普通人群;也有人注意到慢性胰腺炎患者与胰腺癌的发病存在一定关系,发现慢性胰腺炎患者发生胰腺癌的比例明显增高;另外还有许多因素与此病的发生有一定关系,如职业、环境、地理等。

### 3. 胰腺癌有哪些症状? (视频:如何早期发现胰腺癌)

如何早期发现胰腺癌

临床表现:常见的临床症状是上腹部疼痛、饱胀不适、黄疸、食欲降低和消瘦等。

(1)上腹疼痛、不适:常为首发症状。早期因肿块压迫胰管,使胰管不同程度地梗阻、扩张、扭曲及压力增高,出现上腹不适,或隐痛、钝痛、胀痛。少数(约15%)患者可无疼痛。通常因对早期症状的忽视,而延误诊治。中晚期肿瘤侵及腹腔神经丛,出现持续性剧烈腹痛,向腰背部放射,致不能平卧,常呈卷曲坐位,严重影响睡眠和饮食。

(2)黄疸:黄疸的特点是进行性加重,由于癌肿压迫或浸润胆总管所致。小便深黄,大便陶土色,伴皮肤瘙痒,久之可有出血倾向。

(3)消化道症状:如食欲缺乏、腹胀、消化不良、腹泻或便秘。部分患者可有恶心、呕吐。

(4)消瘦和乏力:患者因饮食减少、消化不良、睡眠不足和癌肿消耗等造成消瘦、乏力、体重下降,晚期可出现恶病质。

(5)其他:少数患者有轻度糖尿病表现。部分患者表现有抑郁、焦虑、个性狂躁等精神神经障碍,其中以抑郁最为常见。晚期偶可扪及上腹肿块,质硬,固定,腹水征阳性(图7-1)。

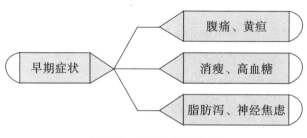

图 7-1　胰腺癌临床表现

### 4.胰腺癌手术前做哪些检查?

（1）化验检查:①血、尿淀粉酶和脂肪酶检查,胰腺癌导致胰管梗阻的早期血、尿淀粉酶和脂肪酶可升高,对胰腺癌早期诊断有一定价值。②血糖和糖耐量检查,由于肿瘤破坏胰岛细胞,胰腺癌患者中约40%可出现血糖升高及糖耐量异常。③肝功能检查,胰腺癌伴胆道梗阻患者的血清胆红素可升高,严重时高于正常值10倍以上,高于胆石症、慢性胰腺炎所致的胆道梗阻。

（2）肿瘤标志物检查:①癌胚抗原（CEA）在胰腺癌患者血清中有较高的表达率（50%～85%）,但其特异性低,增高也见于其他消化道肿瘤,因此也限制了其应用价值。②糖类抗原19-9（CA19-9）水平作为诊断胰腺癌最有效的肿瘤标志物,已被广泛接受,可用于监测病情、反映预后,但其早期诊断胰腺癌敏感性较低,难以独立解决早期诊断问题。③癌抗原24-2（CA24-2）被认为是胰腺癌相关抗原的第三代标志物。④一般认为癌抗原50（CA50）是胰腺癌和结直肠癌的标志物。

（3）影像学检查:①超声是疑为胰腺癌患者首选的检查方法,本法的优点是安全、无创、经济、方便,而且可以反复追随检查。②腹部CT检查作为一种无创的影像学检查方法,是诊断胰腺癌及进行分期的首选影像学手段。③磁共振成像诊断胰腺癌的敏感性和特异性较高。

### 5.胰腺癌有哪些治疗方法?

胰腺癌早期缺乏明显症状,大多数病例确诊时已是晚期,手术切除的机会少。因此一旦发现应尽快采取适当的治疗方案。

（1）外科治疗:囊性占位手术摘除即可。外科治疗需要针对不同病期和肿瘤病灶局部侵犯的范围采取不同的手术方式。

（2）化疗:一般用于根治性手术切除后辅助化疗;胰腺癌伴转移;局部进展无法切除胰腺癌、手术或其他治疗后复发转移。

（3）运动疗法:顺应大自然。大自然给人类提供了无穷无尽的健康资源,如森林、草原、海水、群山、河流、花草等,当患者与大自然融合在一起时,大自然也慷慨地给人类以健康,如果再与运动、休闲结合起来,其益处更是妙不可言。运动可以代替药物,但任何药物都代替不了运动。运动可以加速人体血液循环,加速新陈代谢,促进排毒,运动还可以使人接近大自然,可以使人胸襟变得开阔,这些都有利于康复。自然疗法要求人们接近大自然,散步是癌症患者最好的运动方式,在各种运动中,我们提倡散步,因为它最适于癌症患者,对康复最有益处。

（范严君　申丽香）

### 6.胰腺癌手术后怎样护理引流管?（视频:如何更换引流袋）

如何更换
引流袋

为了减轻腹腔压力,防止腹腔感染,手术后会放置引流管并短期保留。

（1）保持引流管通畅:按时巡视病房,观察引流液的颜色、性质、量,防止术后凝血块、脱落的组织碎屑堵塞引流管。

（2）确保引流管固定有效:将引流管用别针固定于床旁,床上翻身活动时避免牵拉、折叠;平躺时固定高度不超过腋中线;离床活动时,固定于衣服下角,不超过引流口处;搬动患者时,应先夹闭引流管,防止逆行感染。

（3）加强护理观察:根据引流管在腹腔的位置或作用不同,在引流管上做清楚标识,更清楚地了解引流液的颜色、性质、量与可能出现的并发症的关系。

（4）定时更换引流袋:更换时要求严格执行无菌操作原则。

### 7.胰腺癌手术后饮食上注意什么?

胰腺术后患者,尤其是行胰十二指肠切除术后的患者,由于胰腺分泌功能的减退及消化道重建,术后需要较长时间的适应,这就要求患者术后 1 ~ 3 个月主要以半流质为主(尤其是胰十二指肠切除术后),少量多餐(每天 6 ~ 8 餐),自我感觉八分饱即可,逐渐恢复至术前饮食习惯。整个过程宁慢勿快。

术后恢复时期需要大量的能量来补充体力和自身修复,所以患者术后以高蛋白、高维生素的食物为主,包括蛋类、肉类、鱼虾等食物,这些食材含有丰富的蛋白质,而且易于肠道吸收。少食油腻,但不提倡不用油,脂肪类的食物有助于脂溶性维生素的吸收,而且可以增加食物的可口程度,不应严加控制。在口味方面应该稍重一些(多加些食用盐),即便是术前有高血压的患者,术后也应该适当加重口味,保证体内盐分。

总结有以下五"忌":忌不洁食物,忌不易消化食物,忌酒,忌烟,忌刺激严重的食物(适当的辛辣是可以的)。

### 8.胰腺癌手术后可以做哪些运动?

由于胰腺癌属于消耗性疾病,而手术本身又会耗气伤血,因而术后需要患者卧床休息。然而,长期卧床的危害却不容忽视,轻者影响患者的睡眠、食欲,重则可影响患者的呼吸系统、心血管系统、泌尿系统等,以及引起静脉血栓、压疮、便秘等并发症,影响术后生存质量,甚至手术效果。因此,手术后,一定要鼓励患者尽早下床活动,以免影响患者的预后。术后鼓励患者早期活动,在患者清醒、麻醉消失后,鼓励其适当地做四肢被动活动,同时协助患者间歇翻身,被动按摩肢体及骶尾部,防止压疮发生;鼓励患者深呼吸,适当咳嗽,以雾化吸入,防止肺部感染的发生。此外,下床走动还能够促进血液循环,增加刀口血液供应,从而促进伤口愈合。一般情况下,术后 2 ~ 3 天即可下床走动,但一定要在家人或护工的陪伴下,无不适的情况下进行适当走动。下面介绍一下散步的要领。

(1)衣着要宽松,鞋袜要合适,若年老体虚,可拄杖而行,以保安全。

(2)散步要从容不迫,怡然自得,摒弃一切杂念。

(3)步履要轻松,就如闲庭信步,使百脉疏通,内外协调,以达周身气血平和。

（4）循序渐进，量力而行，时间可长可短，做到形劳而不倦，勿令气短喘吁。

（5）散步时间：一是清晨散步，置身花草松柏之间，则可爽精神而调气血。二是食后散步，古人认为"饭后食物停胃，必缓行数百步，散其气以输于脾，则容胃而易腐化"。三是睡前散步，可使精神放松，促进睡眠。其他时间，都可散步，贵在坚持，久必获益。

### 9. 胰腺癌手术后什么时候复查?

胰腺癌因为有着非常高的恶性程度，通常被叫作"癌中之王"。所以术后复查非常重要。一般，术后 1 个月做全面的检查。如果 1 个月后没有任何问题，每隔 2～3 个月需要进行一次复查，观察术后的恢复情况以及查看肿瘤是否发生转移或者复发。

（申丽香　张红梅）

# 八、腹膜炎的护理

## （一）结核性腹膜炎

### 1. 什么是结核性腹膜炎？

结核性腹膜炎是由结核分枝杆菌感染腹膜而引起的腹膜弥漫性炎症。发病人群以青壮年居多。本病由结核分枝杆菌感染腹膜引起，多继发于肺结核和体内其他部位的结核性病变。结核分枝杆菌感染腹膜的途径以腹腔淋巴结核病灶直接蔓延为主，肠系膜淋巴结结核、输卵管结核、肠结核等为常见的原发病，少数的病例由血行播散引起，常可发现活动性肺结核。原发感染或者是粟粒性肺结核引起的腹膜炎，可累及关节、骨骼、睾丸，并可伴有结核、多浆膜炎、结核性脑膜炎等。因此，一旦出现了腹膜炎的症状要及时治疗。结核性腹膜炎女性比男性多见，男女的发病比例约为1∶2。

### 2. 结核性腹膜炎有哪些症状？

（1）发热：结核性腹膜炎初起常有发热。以低热或中度发热多见，少数重症患者如干酪型患者表现为持续高热，体温高达39～40 ℃，呈稽留热或弛张热，常伴有盗汗、乏力等表现。

（2）腹胀：为常见症状，渗出性腹膜炎患者腹腔积液时腹胀非常明显，但部分患者在腹腔积液出现之前即可出现腹胀症状。不少无腹腔积液患者也可出现明显腹胀，主要是由肠管胀气造成。

（3）腹痛：是结核性腹膜炎的主要症状。起病缓慢者腹痛常固定在某一部位。急性发病者常为全腹痛。渗出型早期腹痛不严重，随后为持续性隐痛或钝痛，也有阵发性疼痛，疼痛部位多在脐周或右下腹。并伴有腹胀，腹泻及便秘。粘连型腹痛常发生于不同程度肠梗阻的同时,多为阵发性腹痛甚至严重的绞痛,常伴呕吐,腹腔内结核性干酪坏死,破溃引起急性腹膜炎腹痛严重。

(4)腹泻和便秘:常见腹泻,大便不成形,主要由肠功能紊乱引起。部分患者表现便秘或腹泻与便秘交替。

(5)其他:消化道其他症状,如食欲缺乏、恶心、呕吐。

### 3. 怎么才能知道自己得了结核性腹膜炎?

超声检查对结核性腹膜炎的诊断有重要价值,是检查结核性腹膜炎的首选方法。它具有简便易行、无创伤的优点。超声检查不仅能发现腹腔积液的有无、多少及纤维化及包裹位置,必要时还可以在超声引导下进行腹腔穿刺抽取腹水进行细胞学及细菌学检查进一步明确病因,有助于临床早期诊断、选择合理的治疗方案。

### 4. 结核性腹膜炎是怎样传染的?

(1)直接蔓延:多数患者继发于腹腔内各脏器结核病灶的蔓延,如肠结核、肠系膜淋巴结结核、输卵管结核,少数是肠系膜淋巴结干酪样坏死的溃破、肠结核和脊柱结核蔓延所致。干酪样坏死病灶破溃可引起急性弥漫性腹膜炎。

(2)淋巴、血行播散感染:肺结核病灶中结核菌可以通过淋巴、血行播散至腹膜引起粟粒性结核性腹膜炎,是全身血行播散型结核的一部分。较少病例来源于骨结核或泌尿生殖系结核。

### 5. 结核性腹膜炎需要抗结核治疗吗?

结核性腹膜炎的治疗关键是尽早给予合理足够疗程的抗结核化学药物,以达到早期康复、避免复发和防止并发症的目的。

(1)对于结核性腹膜炎的药物治疗仍需要依据足量、联合为治疗原则,疗程至少是 18 个月。

(2)对于腹水型的患者,在放腹水之后,可以在腹腔内注入醋酸地塞米松等药物,这样可以加速腹水的吸收,并减少粘连。

（3）对于血行播散或者是结核毒血症和严重的患者,在应用有效抗结核药物治疗的基础上,也可以加用肾上腺皮质激素,但是不宜长期使用。

（4）多数患者可能已经接受过抗结核药物的治疗,因此,对于这类患者应该选以往没有用过或者少用的药物,制订联合用药的方案,在并发肠梗阻、肠瘘、化脓性腹膜炎的时候需要行手术治疗。

## 6.结核性腹膜炎需要长时间的治疗吗?

得了结核性腹膜炎,应该严格按照抗结核化学药物治疗,进行正规治疗,应遵循早期、联合、适量、规律和全程的用药原则。

（1）结核性腹膜炎抗结核药物治疗仍依据足量、联合为治疗原则,疗程至少18个月。因结核菌生长缓慢,至少需要 2～4 周才可见菌落,抗结核药物作用后,活力显著减弱,需 6～8 周,甚至 20 周才能见菌落,故应强调全程持续用药的重要性。

（2）结核性腹膜炎并发腹水的患者,在使用对症治疗药物后,腹水症状消失较快,患者可能会自行停药而复发,因此,应加强患者全程规则治疗的依从性,必要时加强联合用药及延长疗程。

## 7.结核性腹膜炎患者用药应注意什么?

在治疗的过程中必须严格按照化疗方案进行规律、长期的治疗,不可随意间断用药或者停药,严格按照化疗方案规定的疗程治疗,治愈率可达98%。

（1）抗结核药物治疗对本病的疗效一般比肠结核略差,加上近年来耐药性结核菌增多,因此,宜联合、足量、规则及全程抗结核化学药物治疗。一般患者一旦确诊立即用药,联合使用 2 种或 2 种以上抗结核药物以保证疗效、防止产生耐药性,减少毒副作用。通常服药 1 年以上方可停药,切忌遗漏和中断。

（2）肝病患者可选用毒副作用较小的异烟肼衍生药物,如异烟腙、对帕星肼(力排肺疾、力克肺疾、结核清、帕司烟肼)等。一些新的利福平类药物如利福布丁、利福喷丁等对大多数耐药菌有效,可作为二线药物或联合用药。喹诺酮类药物对结核分枝杆菌有一定的杀伤作用,其中以司氟沙星作用最强,可根据药敏试验情况酌情选用。

(3)抗结核期间注意定期复查血常规、肝肾功能,若出现轻度血清转氨酶升高而无明显临床症状,可继续进行抗结核治疗,并酌情口服护肝药物等。若出现明显恶心、呕吐、黄疸或转氨酶高于正常值5倍、总胆红素高于正常值的2倍等情况,应及时停药。

(4)肾上腺糖皮质激素不宜随意使用,若需使用应短期用药并严格掌握适应证。

### 8.结核性腹膜炎产生了腹水怎么办?

结核性腹膜炎腹水是临床上常见的一种疾病,也就是平常很多老百姓们所说的大肚子病,结核性腹膜炎腹水的发病会给患者的生活带来了很大的困扰,结核性腹膜炎患者腹水量多时会引起患者的呼吸困难,如果不及时治疗很有可能引起更多的并发症,可以说是一种危害性很大的疾病。当患者腹水量过大已经挤压胸廓造成呼吸困难时,可以适量抽出腹水来减轻患者的症状,但主要还是要积极抗结核治疗,腹水才会慢慢被吸收。

### 9.结核性腹膜炎主要治疗方法有哪些?

(1)支持治疗:结核性腹膜炎患者应注意休息,给予高蛋白、高维生素、高热量食物,有梗阻征象时给予流食或半流食。

(2)抗结核药物治疗:治疗必须强调全程规律治疗。对粘连型或干酪型病例,应加强抗结核化疗药物的联合应用,并适当延长抗结核化疗的疗程。

(3)手术治疗:在并发肠梗阻、肠瘘、化脓性腹膜炎时可行手术治疗。与腹内肿瘤鉴别确有困难时,可行剖腹探查。

(4)合并症治疗:有大量腹水者,可适当放腹水以减轻症状。有血行播散或严重结核毒性症状者,抗结核药物化疗同时,可加肾上腺糖皮质激素短期治疗。

### 10. 如何护理结核性腹膜炎的患者?

从发现结核性腹膜炎到治愈,期间患者一定要注意卧床休息,少活动,减少身体消耗。要注意加强营养,必要时静脉给予营养补充。腹水患者每次放腹水后,都要加强补充蛋白。结核病治疗比较漫长,需要家属给予帮助和鼓励。让患者有信心坚持完成治疗疗程,早日康复。

## (二)急性化脓性腹膜炎

### 1. 什么是急性化脓性腹膜炎?

急性化脓性腹膜炎是外科最为常见的急腹症,是由腹膜和腹膜腔的炎症细菌感染、化学性刺激和物理性损伤等引起。

### 2. 为什么会得急性化脓性腹膜炎?

急性化脓性腹膜炎是由于各种原因而导致的腹腔内的空腔脏器穿孔,比如胃肠穿孔、胆道穿孔等,使大量带菌的内容物流向腹腔而污染腹腔。另外急性化脓性阑尾炎也会导致腹腔感染发生急性化脓性腹膜炎。腹腔空腔脏器穿孔及外伤引起的腹壁或内脏破裂是急性继发性化脓性腹膜炎最常见的原因。

### 3. 什么样的人容易得急性化脓性腹膜炎?

急性化脓性腹膜炎常常因腹腔脏器穿孔引起腹腔感染引起,腹腔脏器穿孔的表现大致有以下几种。

(1)胃溃疡病史的患者,胃溃疡急性穿孔,穿孔后胃液及食物流入腹腔造成感染。

(2)溃疡性结肠炎患者,结肠溃疡穿孔,穿孔后肠液及粪渣流入腹腔造成感染。

(3)慢性阑尾炎急性发作或化脓后穿孔,穿孔后阑尾内容物和脓液流入腹腔造成感染。

(4)急性化脓性胆管炎胆结石穿孔,穿孔后胆汁和脓液流入腹腔造成感染。

### 4. 急性化脓性腹膜炎有哪些表现?

急性化脓性腹膜炎最主要的临床表现是腹痛。腹部压痛、腹肌紧张和反跳痛是腹膜炎的标志性体征。

(1)腹痛:腹痛是最主要的症状,一般都很剧烈,不能忍受。

(2)恶心、呕吐:早期常出现,呕吐物为胃内容物。

(3)发热:开始时体温正常,随后逐渐升高,多为病情恶化的征象。

(4)感染中毒症状:病情发展严重时,常出现高热、大汗、口干、脉快、呼吸浅促等全身中毒表现。

### 5. 发生急性化脓性腹膜炎的后果是什么?

如果治疗不及时,会导致严重并发症,大量细菌毒素进入血液而导致脓毒血症,引起感染性休克、中毒性休克、酸中毒、脱水等,更严重时可以继发心、肺、肾等功能脏器衰竭,有时患者可以发生局部的并发症,如腹内脓肿、肠瘘、盆腔脓肿等。

### 6. 得了急性化脓性腹膜炎怎么办?

急性化脓性腹膜炎的患者根据病情,超过 24 小时且腹部体征已经减轻或有减轻趋势者,或伴有严重心肺等脏器疾患不能耐受手术者可行非手术治疗。绝大多数的急性化脓性腹膜炎都需要及时手术治疗,手术应处理原发病彻底清洁腹腔充分引流,禁饮食、胃肠减压、补液抗感染及营养支持对症治疗。

### 7. 怎样护理急性化脓性腹膜炎?

急性化脓性腹膜炎术后护理非常重要,应做到严密观察、防止并发症发生,促进患者早日康复。

(1)给予患者禁食、持续胃肠减压。

（2）半卧位以促使腹内渗出液流向盆腔。

（3）鼓励患者经常活动下肢，以防止下肢静脉血栓形成。

（4）严密观察患者的病情变化，及时记录。

（5）营造安静、舒适的休息环境，观察患者的神志变化。

## 8.怎样预防急性化脓性腹膜炎？

急性化脓性腹膜炎如果没有及时发现并及时治疗就会很快加重病情甚至危及生命。预防急性化脓性腹膜炎尤为重要。

（1）积极治疗原发病：如有慢性阑尾炎、慢性胆囊炎或胆管炎、胆道蛔虫病、消化道溃疡等疾病应及时彻底治疗，防止原发病化脓穿孔。

（2）有症状及时治疗：一些急腹症早期症状隐匿，发病初期症状较轻可忍受，如果因各种原因没有及时就医可能会引发严重后果，导致腹腔感染。

（3）切勿"自我诊断"：有症状应及时到正规医院，并配合医生做相应的辅助检查。切勿自我诊断后，自己在家服用只对症（治标不治本）的药物而延误病情。

（申丽香　张红梅）

# 参考文献

[1]中华医学会肝病学分会,中华医学会感染病学分会.慢性乙型肝炎防治指南(2010年版)[J].中华传染病杂志,2011,29(2):65-80.

[2]中华医学会肝病学分会,中华医学会感染病学分会.丙型肝炎防治指南(2015年更新版)[J].中华临床感染病杂志,2015,8(6):504-525.

[3]中华医学会肝病学分会脂肪肝和酒精性肝病学组.酒精性肝病诊疗指南(2010年1月修订)[J].临床肝胆病杂志,2010,26(3):229-232.

[4]中华医学会肝病学分会.肝硬化腹水及其相关并发症诊治指南[J].中华肝脏病杂志,2017,25(9):664-677.

[5]陆伦根.肝性脑病:离我们并不遥远[J].中华消化杂志,2017,10(8):508-512.

[6]范建高.非酒精性脂肪性肝病指南[J].胃肠病学肝病学杂志,2010,19(6):2041-2052.

[7]王丽娟,孙苗芳.非酒精性脂肪肝病运动疗法的研究进展[J].中华护理杂志,2014,49(5):588-592.

[8]赵凤臣.人体结构与功能[M].2版.上海:同济大学出版社,2014.

[9]尤黎明,吴瑛.内科护理学[M].5版.北京:人民卫生出版社,2012.

[10]欧阳钦.消化系统疾病查房释疑[M].2版.北京:人民卫生出版社,2009.

[11]中华医学会.临床技术操作规范疼痛学分册[M].北京:人民军医出版社,2004.

[12]厉红.肝胆外科腹腔镜术后肩部酸痛的护理研究进展[J].中国医药指南,2016,14(10):35-36.

[13]韦亮,陈红,陈金凤.早活动早饮食对妇科腹腔镜术后患者腹胀的效果研究[J].临床医学工程,2018,25(6):817-818.

[14]孟素娟,赵伟平.腹腔镜胆囊切除术围手术期的沟通及护理[J].中国实

用医药,2012,7(29):231-232.

[15]张楠,黄晶晶,张兆宏.腹腔镜胃癌 D2 根治术术后引流管放置对术后康复的影响[J].医药论坛杂志,2018,39(6):7-10.

[16]李乐之,路潜.外科护理学[M].5 版.北京:人民卫生出版社,2012.

[17]王伟,郑燕生,陈荣,等.低热量肠内营养或肠外营养支持对原发性肝癌术后患者营养和免疫功能影响的比较——附 80 例报告[J].新医学,2009,40(3):176-178.

[18]杨惠,朱平,方文娟.快速康复外科在胆囊切除术围手术期护理中的应用[J].临床护理杂志,2010,9(3):36-37.

[19]吴美琴,李一桔,黄健捷.肝癌手术治疗营养护理的探讨[J].齐齐哈尔医学院院报,2009,30(22):2834-2835.

[20]郑秀萍,邢小利,张淑霞.外科手术后患者早期下床活动的研究进展[J].中华现代护理杂志,2017,23(2):282-286.

[21]张慧玲,冯莹,顾娇娇.快速康复个体量化早期活动在肝癌切除术后患者的应用效果[J].实用临床护理学杂志,2018,3(28):123.

[22]李国勤,刘礼健,白锡光,等.原发性胆囊癌的 CT、MRI 诊断价值分析[J].现代诊断与治疗,2017,28(7):1272-1274.

[23]康艳美.多层螺旋 CT 在胆囊癌临床诊断中的应用[J].中国医药指南,2018,16(33):162-163.

[24]杨小云,邓建玉.3M 加压固定胶带固定腹腔引流管对患者舒适度的效果评价[J].中国卫生标准管理,2016,7(13):247-248.

[25]王宇.普通外科学高级教程[M].北京:中华医学电子音像出版社,2016.

[26]武春涛.胰腺癌早期症状及术后饮食建议[J].健康向导,2018,24(4):26-27.

[27]孙谊.胰腺占位性病变的诊断治疗[J].中华消化外科杂志,2015,14(5):429-430.

[28]钟一玲.肝癌手术患者的健康教育与饮食护理[J].湖南中医杂志,2013,19(16):50.